皇汉医学精华书系

伤寒论述义

[日]丹波元坚◎著
范延妮 田思胜◎校注

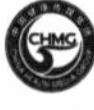

中国健康传媒集团
中国医药科技出版社

内容提要

丹波元坚于1827年撰《伤寒论述义》。该书是作者在研究其父丹波元简《伤寒论辑义》的基础上，参考各家学说，针对《伤寒论》中所述病情、病机予以重点剖析，以补《伤寒论辑义》之不足。此书1844年刊行后，作者于1851年又撰《伤寒论述义补》一篇附刊于后。

图书在版编目（CIP）数据

伤寒论述义 /（日）丹波元坚著；范延妮，田思胜校注 . — 北京：中国医药科技出版社，2019.9

（皇汉医学精华书系）

ISBN 978-7-5214-1121-8

Ⅰ.①伤… Ⅱ.①丹…②范…③田… Ⅲ.①《伤寒论》—研究 Ⅳ.① R222.29

中国版本图书馆 CIP 数据核字（2019）第 072888 号

美术编辑 陈君杞

版式设计 也　在

出版 **中国健康传媒集团** | 中国医药科技出版社

地址 北京市海淀区文慧园北路甲 22 号

邮编 100082

电话 发行：010－62227427　邮购：010－62236938

网址 www.cmstp.com

规格 710×1000mm $^1/_{16}$

印张 4 $^1/_4$

字数 89 千字

版次 2019 年 9 月第 1 版

印次 2023 年 1 月第 2 次印刷

印刷 三河市百盛印装有限公司

经销 全国各地新华书店

书号 ISBN 978-7-5214-1121-8

定价 20.00 元

获取新书信息、投稿、为图书纠错，请扫码联系我们。

从书编委会

总 主 编 田思胜

副总主编 张永臣 马梅青

编　　委（按姓氏笔画排序）

王明亮 王春燕 尹桂平 卢承顶

田　虎 边　莉 李明轩 杨其霖

张　晶 范延妮 赵　琼 赵雨薇

郝菲菲 翟文敏 薛远亮

前　　言

中医学博大精深，源远流长，不仅为中华民族的繁衍昌盛做出了巨大贡献，同时远播海外，对世界医学的发展影响极大。

中国与日本是一衣带水的邻邦，中医学对日本的影响尤其重大。早在秦朝中医药文化就已经传播到了日本，《后汉书》载徐福等上书言海中有三神山，于是秦始皇遣“福入海求仙”而达日本。相传徐福通医术，精采药和炼丹，被日本人尊为“司药神”。南北朝时期，吴人知聪携《明堂图》共一百六十四卷到日本，对日本汉方医学的发展产生了重要影响，之后出现了一些著名的医家和医著，形成了早期的汉方医学。隋唐时期，日本派往中国的遣隋使、遣唐使学习佛法、政治与文化，同时也把中国的中医药书籍如《四海类聚方》《诸病源候论》等带回了日本。日本大宝年间，天皇颁布“大宝令”，采纳唐制设置医事制度、医学教育、医官等，并将《针灸甲乙经》《脉经》《小品方》《集验方》《素问》《针经》《明堂》《脉诀》等列入医生学习必修书目，仿效中医。除此之外，还邀请中国高僧鉴真东渡日本，传律讲经，传授中医药知识和药材鉴别方法等。自此，日本朝野上下，重视中医，出现了许多以研究中医学而著称的学者。公元984年，日本医学界产生了一部极为重要的著作，即丹波康赖撰写的《医心方》，主要从我国中医经典医籍中摘要精华内容，经改编后用日文出版，成为中日医药交流一大成果，影响日本医学界近百年。金元时期，中国出现了金元四大家，形成了著名的学术流派，同样在日本也形成了三大流派。日本医家田代三喜留华12年，专攻李杲、丹溪之学，回国后成立了“丹溪学社”，奉丹溪翁为医中之圣，后传其学至弟子曲直濑道三，曲直濑道三以朱丹溪理论为核心，汇入个人经验形成独自的医学体系“后世派”。明代初期，《仲景全书》和宋版《伤寒论》在日本出版，引起了很大轰动，许多医家热衷研究和学习《伤寒论》，加之当时儒教盛行，国学复古思潮高涨，与此相应也出现了提倡医学应复归于古代中国医学根本的呼声。结合当时中国在中医研究方面注重《伤寒论》的情况，伊藤仁斋等认为《伤寒论》是医学的原点，主张复古，从张仲景《伤寒论》原点研究《伤寒论》，之后形成了以吉益东洞为代表的“古方派”。此时期，荷兰医学在日本开始盛行，采用汉方医学与荷兰医学折衷方法行医的医家逐渐增多，出现了《解体新书》等西洋医学与汉方医学结合的著作，形成了“折衷派”。

古方派重视中国古典医学著作如《黄帝内经》《神农本草经》《伤寒杂病论》，

其中尤为推崇张仲景所著的《伤寒论》与《金匮要略》，奉张仲景的著作为圭臬。主张医方亦应回归到医学的真正古典，亦即东汉时代《伤寒杂病论》为主的观点，树立以《伤寒论》为中心的医学体系作为目标，用《伤寒论》中的独自法则来解释《伤寒论》。认为《伤寒论》113方中的绝大多数方剂适合于临床应用，其治疗理论应当分型证治，由此奠定了汉方医学重视实证治疗并崇尚古典经方应用的基础。

正是在这种风气下，吉益东洞从《伤寒论》原点出发，针对《伤寒论》和《金匮要略》中的方药设计了一套特定处方对应特定证候的"方证相对"医疗方案，并重新整理拆解《伤寒论》和《金匮要略》。选用二书220首方剂，采取"以类聚方"，重新编排，集原书各篇中方剂应用、辨证立法条文列于该方之后，后附作者的考证及按语，解释原文中症状特点和方证内涵，编写了《类聚方》一书。同时，他对《伤寒论》《金匮要略》中常用54种药物进行研究，每品分考征、互考、辨流、品考四项，"指仲景之证，以征其用；辨诸氏之说，以明其误"，主张"万病一毒"，认为用药治病是以毒攻毒，进而撰成《药征》一书。

清代乾嘉时期朴学兴起，考据之风盛行。此风传入日本后，各地文运大兴，风靡日本儒医两界。江户儒家山本北山、大田锦城、龟田鹏斋等建立了日本考证学派。作为山本北山学生的丹波元简与其子丹波元胤、丹波元坚，亦深受儒家思想的熏陶。在儒家重现实、重人文传统的影响下，丹波元简父子重视清儒与医家著作的研究。他们兼通医儒，上承家学，旁通中国经史小学，秉承清儒的治学态度，借鉴清儒的治学方法，参考和引用中国历代医家的研究成果，客观真实，撰成如《伤寒论辑义》《金匮玉函要略辑义》《脉学辑要》《素问识》《灵枢识》《医賸》《救急选方》《伤寒论述义》《金匮玉函要略述义》等著作，集众家之长于一炉，驳误纠讹，分明泾渭，发前人所未发。又参稽相关的医籍文献，持之以医理，征之以事实，旁征博引，穷源竟委，廓清了一批聚讼纷纭的问题。其严谨文献考证学态度，深受中日两国学界好评。

《皇汉医学精华书系》选取吉益东洞、丹波元简父子、汤本求真等古方派医家中的精华医著，进行校注整理，付梓刊印，以期为广大读者呈现日本古方派医家研究以《伤寒论》为代表的医著精华。

由于水平有限，虽几经努力，但选书校注等定会存在不足之处，恳请读者不吝赐教，批评指正。

田思胜

2019年8月于山东中医药大学

校注说明

丹波元坚（1795～1857年），字亦柔，号茝庭，幼名纲之进，成年后称安叔。曾任江户医学馆教谕、督事以及幕府医官，并获“法眼”“法印”之称号。丹波元坚出身汉方医学世家，其曾祖父丹波元孝，于江户时代开创跻寿馆讲习汉方医学。祖父丹波元德，改跻寿馆为官府医学馆，门人云集，优秀医者辈出。父丹波元简，精于考证之学，为日本江户时代汉方医学考证学派之创始人、代表人物之一。丹波元坚与其兄丹波元胤承继父业，一生潜心研究、考据文献、整理医籍，为古医籍的保存及传承创下令人瞩目的业绩。

丹波元坚于1827年撰《伤寒论述义》。该书是作者在研究其父丹波元简《伤寒论辑义》的基础上，参考各家学说，针对《伤寒论》中所述病情、病机予以重点剖析，以补《伤寒论辑义》之不足。此书1844年刊行后，作者于1851年又撰《伤寒论述义补》一篇附刊于后。《伤寒论述义》现存1844年日刻本（江户青云堂刻，版心题存诚室丛书）、1931年上海六也堂书药局铅印本、1931年绍兴育新书局石印本、1935年上海中医书局铅印本、《聿修堂医学丛书》本、《何氏医学丛书》本、《皇汉医学丛书》本等。

本次校注以1844年日本江户青云堂刻本为底本，参以《皇汉医学丛书》而成。本次校注作了以下修改。

1. 底本中的繁体字、异体字、通假字，一律改为现代标准简化字。

2. 底本与校本有异，而文义均通者，不出校，悉从底本。

3. 底本与校本有异，属底本讹误，均予以校补，出注说明。

4. 底本目录与正文内容有异者，互据增补，出注说明。

5. 凡属极生僻字、词，加注音及注释。

6. 凡属书名、篇名，一律加书名号，不出注。

7. 由于版式变更，原方位词，如“左”“右”等一律改作“下”“上”，不出注。

8. 为方便阅读，将正文中引用书，作简称全称对照，附于书末。

由于整理水平有限，虽已尽力畅达文意，仍有不足之处，敬请读者批评指正。

校注者

2019年5月

伤寒论述义题辞

从来注伤寒家，概是想象悬拟，各师私见，竟无定论。于是先教谕洽搜诸家，衡别是非，著有辑义一书。仍惜缮次仅就，间欠细辨，元坚童时尝受讲授，忝质钝不能详记。及至弱冠，日取辑义读之，每遇疑窦，念趋庭之无期，未尝不为之歔欷呜咽也。遂乃遵奉遗训，就至平至易之处，涵泳玩绎者，盖亦有年矣。以为前辈有类证、有类治、有类方，未有求病情病机，能加剖判者，故微言大义，往往湮郁而不明焉。仍不自揣，疏其要，通其异，述为五卷，以扩充辑义之余意。阴阳之略，兼变之殊，参互考究，具为条析。而更设答问数则，以辨其大例，附之卷末。窃恐犹是不过于想象悬拟已，然言必审征体验之，诸无稽之说，断断乎所不屑为。则较之浮辞高谈，急于夸张者，或切于日用之际欤。因忆先友有轩村宁熙字世缉者，才敏苦学，深用力此经，多所浚发，亦有志注解，约相与商榷，且序其书。今拙著卸稿，其人已谢，惋叹之余，遂并书此。

文政丁亥嘉平月

丹波元坚撰

目　录

卷　一

卷　二

卷　三

卷　四

卷 五

卷 一

叙 述

《伤寒论》一部，全是性命之书。所以使学者见病知源，是以深切而著明，平易而直达，诚匪有牵纽艰隐之故者也。盖仲景之旨，先辨定其病，辨病之法，在察脉证，故必就脉证，以定其病，而后治法有由设焉。所谓病者，何也？三阳三阴，是也。热为阳，寒为阴，而表里虚实，互有不同，则六者之分，于是立焉。所谓脉者，何也？其位，寸口关上，尺中趺阳。其体，浮沉迟数，紧缓滑涩之类，是也。证者，何也？发热恶寒，谵语腹满，下利厥冷之类是也。脉有常变，证有真假，故脉证并示，而病之情机尽焉。脉有常变，详论于卷末答问中。病情字，《素问》多见，如形之疾病，莫知其情类，情之言犹性。盖病之寒热虚实，皆谓之情也。病机字，见《本草经》曰：欲疗病，先察其源，先候病机。盖邪之进退消长，势之缓急剧易，皆谓之机也。程氏以病人之苦喜，指为病情，柯氏论翼，又论病有名证情机之别，并与此所称异。所谓治者，何也？汗下凉温，及刺灸之法是也。六病之中，自有缓急剧易之不等，故方亦有大小紧慢之不同，以相对治。加之人不能无宿恙相得，医或误措，以致变逆者。凡皆随其脉证，而备之治法，其深切而著明，平易而直达，固既如是，始非有艰隐难知者也。虽然，其书实三代之遗，是以言高而旨邃，苟不通其义例，则未免乎盲者之擿埴，索涂冥行而已矣。尽尝论之，取之岐扁，变而通之，此名称之例也；自热而寒，自表而里，自实而虚，此篇第之例也；六病各有提纲，而次以细目，又次以本病来路，传变证候，及误逆诸态，疑似各病，或举其正，而承以其奇，或说其轻，而续以其重，有法有案，有戒有论，参互错综，缕分条析，此章次之例也；语有主客，辞有详略，或数条相参，而其义始悉，或一章之中，文互照对，证以方省，方以证略，有理趣明白，不假复述者。有事绪繁杂，须人引伸者，此辞句之例也；四者之例，极为谨严，而俱是莫不深意所存矣。今不惮弇陋，本于辑义之著，按诸四者之例，推究病之情机，以述其大要。始阴阳总述，终差后劳复，脉证治法，具为辨析，顾犹未免注家更定之气习。然不分其派，无由以达其源，不疏其类，无由以认其别，故务去拘凿之谈，敢从坦明之说，庶通其可通，疑其可疑，耑以扩充家庭之遗教，阐扬性命上之神理矣。后之读者，或由此入手，其于临病处疗之方，未必无小补云。是书之作，以辨全经大义为主。故每病每证，不必具列各章，特举其梗概，以俟人隅反。盖叙大纲，则用大书，而其所以为说，及援据诸说，则夹注其下。要旨不过于述辑义之余意，则辑义既载者，亦不复录出。如撰述之例。更有三端。一发辑义之覆。辑义固主慎重，故于情机传变之委，前人说不具者，大抵缺而不论。今钻研经旨，覈核事理，略加辨订，以为貂续。一酌诸家之中，辑义所引诸说，或一条而异同兼胪，或数条而前后异其义，今则参互涵泳，归之于画一，一补辑义之遗。前辈确说，及诸家扩充经旨者，或有漏落，略取附之。唯拙著别有《伤寒广要》，故彼之所采入，兹不复赘。要之仲景之书，理无不该，学者如饮河之鼠，各充其量，此辑义之著，亦所以不厌广搜。今斯书，则仅述一隅，所见特隘，然既博矣，从而约之，固亦为学之方，览者幸恕僭越之罪而可也。〇按诸注家，如尤怡《伤寒论贯珠集》、黄元御《伤寒悬解》《长沙药解》，俱出于先教论下世之后，尤书稳实，间有发明，黄书僻谬，殊少可取。又近世有熊寿试集注，又郭雍《伤寒补亡论》，辑义从汪氏转引，而近日有吴舶新斋本，今亦采入。至如皇国注家，则指不暇偻，辑义一概不引，嫌芜杂也，愚亦甚厌读，姑取一二部，略摘录之已。〇郭氏曰：问云，伤寒何以谓之卒病？雍云，无是说也。仲景叙论云，为《伤寒杂病论》合十六卷，而标其目者，误书为卒病，后学因之，乃谓六七日生死人，故谓之卒病。此说非也，古之传书怠堕者，因于字画多，省偏旁书字，或合二字为一，故书杂为桒，或再省为卒，今书卒病，则杂病字也。汉刘向校中秘书，有以赵为肖，以齐为立之说，皆从省文，而至于此，与杂病之书卒病无以异。今存《伤寒论》十卷，杂病论亡矣，郭此说甚是，但末句有疑。〇家丹州公《医心方》引《养生要集》，有高平王熙叔和曰语，据此，叔和名熙，以字行也。先友山本让尝有此说，实为前人之所未言及，仍附拈之。

阴阳总述

盖欲明仲景阴阳之义，必先审素问热论之旨，三阳三阴之目所由出也。夫三阳三阴之目，虽取之于彼，而其义则自有不同矣。故学者胸次必先了然于此，而始可读仲景书耳。考热论，黄帝以热病起问，而岐伯对以人之伤于寒也，则为病热，是言人真伤于寒气，而阳气怫结，因为热证也。曰，伤寒一日，巨阳受之，故头项痛，腰脊痛云云，是据经络为分。以为三阳经循外，三阴经循内，故表热证为三阳，里热证为三阴，而以表里均热为两感。如所定日期，略示浅深次序耳。故曰，其未满三日者，可汗而已，其满三日者，可泄而已，可以见也。要之，素问之义，止是热病，与仲景之寒热兼该者，判然两途矣。《素问》仲景之异，从来注家，分辨不清，往往牵混，遂至徒分头绪，泛无统纪，故兹首辨之。王氏《溯洄集》曰，夫《素问》谓人伤于寒，则为病热者，言常而不言变也，仲景谓或热或寒，而不一者，备常与变，而弗遗也。仲景盖言古人之所未言，大有功于古人者，虽欲偏废可乎？程氏《后条辨》赘余曰，《素问》之六经，是一病共具之六经，仲景之六经，是异病分布之六经；《素问》之六经，是因热病，而原及六经，仲景之六经，是设六经，以该尽众病。二家之言，特得其要，又中西惟忠、山田正珍，亦并有辨，稍确。

仲景所谓阴阳也者，寒热之谓也。曰：病有发热恶寒者，发于阳也；有无热恶寒者，发于阴也，此则全经之大旨。其发热无热，是病热病寒之明征也。但其章本为邪之初犯，分表热表寒之异而设。此章之义，《溯洄集》始发其蕴，程钱诸家，皆根据之。然由是推求，则诸般疾证，皆自历然矣。原夫其所以为热为寒之理，固不以所受之地位，注家以阳经阴经为说，欠妥。亦非所感之邪，有寒与热也。互见卷末答问，宜并考。盖人不论强弱，必有一罅隙，而邪乃乘入之。罅隙者何，或劳汗取凉，或衣被失宜，或食饥入房出浴之等，凡一时适有表开，皆是也。《评热病论》曰：邪之所凑，其气必虚，是言气所虚处，邪气得凑。《百病始生篇》曰：风雨寒热，不得虚，邪不独伤人。所谓虚者，言虚邪之风，与身形之虚。又杨上善《太素》注曰：风气之邪，得之因者，或因饥虚，或因复用力，腠理开发，风入毛腠，洒然而寒，腠理闭塞，内壅热闷，皆可以证矣。又内藤希哲、山田宗俊，亦尝论文，欠精切，仍不录。其既乘入也，随其人阳气之盛衰，化而为病，于是有寒热之分焉。虚家有阴虚阳盛者，实人亦有内寒者，盖阴阳盛衰之机，不可一例而言，学者宜精思。阳盛之人，邪从阳化，以为表热，此发于阳之义也。详述于太阳病中。阳衰之人，邪从阴化，以为表寒，此发于阴之义也。详于少阴中。发于阳者，其阳甚盛，与邪相搏，则传为里热。详于少阳阳明中。如胃气素弱，为邪所夺，或内有久冷，则变为里寒。详于太阴少阴中。发于阴者，其阳甚衰，不与邪抗，则传为里寒。详于少阴中。如本有伏阳，更能撑持，则变为里热。亦详于少阴。此阴阳之要，受病之略也。经曰：邪气盛则实，精气夺则虚，其义可见也。经者，《素问·通评虚实论》也。先教谕尝有详解，今愚此说实本于其意云。从前诸家，间有论及于此者，虽或不无碍，然宜以为据，仍表出于下。庞氏曰：凡人禀气各有盛衰，宿病各有寒热。因伤寒蒸起宿疾，更不在感异气而变者，假令素有寒者，多变阳虚阴盛之疾，或变阴毒也。素有热者，多变阳盛阴虚之疾，或变阳毒也。此说已拈《广要》中，然论病因人而化者，实以庞氏为蓝本，故又列于兹。程氏曰：人之腑脏，不但各有虚实寒热之不等，而虚实寒热中，更有刚柔强脆之不等，风寒固不择而施，腑脏则随材各得。柯氏曰：去病寒热，当审其人阴阳之盛衰，不得拘天气之寒热，必因其人阴阳之多少，元气之虚实，不全凭时令之阴阳为转移也。《金鉴》曰：六气之邪，感人虽同，人受之而生病各异者，何也？盖以人之形有厚薄，气有盛衰，脏有寒热，所受之邪，每从其人之脏气而化，故生病各异也。是以或从虚化，或从实化，或从寒化，或从热化。譬诸水火，水盛则火灭，火盛则水耗，物盛从化，理固然也。诚知乎此，又何疑乎阳邪传里，变寒化热，而遂以为奇耶？又轩村曰：灵枢五变篇所论，能尽受邪之理。云，黄帝曰：一时遇风，同时得病，其病各异，愿闻其故。少俞曰：善乎哉问，请论以比匠人，匠人磨斧斤砺刀，削斫材木，木之阴阳，尚有坚脆，坚者不入，脆者皮弛，至其交节，而缺斤斧焉。夫一木之中，坚脆不同，坚者则刚，脆者易伤，况其材木之不同，皮之厚薄，汁之多少，而各异耶云云是也。轩又曰：宋人有阳脏人阴脏人语，就其人体质而为言，盖阳脏人感邪，则为热证；阴脏人感邪，则为寒证也，愚谓轩说并是。又陶隐居曰：邪气之伤人，最为深重，经络既受此气，传入脏腑，随其虚实冷热，结以成病，亦足以发焉。

寒热者，病之情也。病有所在部位，人有体气强弱，故表里虚实相配，以为三阳三阴，而证状机变，于是乎无不出于此。表者，躯壳之分是也；里者，胃府是也。中西惟忠曰：胃者，津液之原，有生之本也。饮食之入，与前后之出，显然可度之于外，而察内之所病矣。愚又谓阳气之盛衰，必验之胃，而仓廪之官，邪最易陷入。且外感之病，倘伤及脏，则非药之所能治，皆是仲景之所以专主胃腑也。虚者，无形之名，气亏之义；实者，有形之名，气盈之义。盖阳盛则热，故实证多热；火热炎上，故表证多热；阳衰则寒，故寒证多虚；水势沉下，故寒证多里。然事不可以一定，故热亦有里有虚，寒亦有表有实，此所以分而为六也。太阳病者，表热证也，少阳病者，半表半里热证也，此二者未藉物为结，然其体气则实矣。阳明病者，里热实证也；太阴病者，里寒实证也；少阴病者，表里虚寒证也，而更有等差；厥阴病者，里虚而寒热相错证也，此三阳三阴之梗概也。表里俱有寒热，但半表半里，有热证而无寒证，盖寒是润下之气，非可羁留隙地，其理不待辨也。如诸家所说，一系经络脏腑之义，愚岂求异前辈，姑摅所见，以俟后之识者尔。考诸家说，皆主经络脏腑，而各有异同，今摘其略：成氏以太阳为表，阳明为胃，少阳为半表半里，太阴为阳邪传里，少阴邪气传里深，厥阴热已深。方氏以太阳为皮肤，阳明为肌肉，少阳为躯壳之内，脏腑之外，而三阴唯配各脏。张志聪及锡驹，则以卢之颐为原，牵合气化之说。程氏则以为六经实即表里府藏之别名。汪氏则谓仲景之意，一同《内经》，则以诸寒证，自为一书。柯氏则据《素问》皮部论，强立辨别。魏氏则以阳为表，阴为里，而称太阴里中之表，少阴里中之半表里，厥阴里中之里。表里中更分表里，刘完素《保命集》，既有其说。尤氏则三阳必分经腑，而三阴必分经脏寒热。如夫皇国诸注，则摈斥经络脏腑，专主病位，然其说多出虚揣，殊少实效。要之三阳病从有定论，至三阴病，则各注殊见，未见有确核之说矣。

仲景之命病，本有定名，然亦有彼此更称，而示人以不可拘执者。曰：

伤寒六七日，无大热，其人躁烦者，此为阳去入阴故也。曰：伤寒三日，三阳为尽，三阴当受邪云云，此所谓阴阳，就热证中，标表与里者也。曰：病发于阳，而反下之，热入因作结胸，病发于阴，而反下之，因作痞也，此所谓阴阳，于太阳中，标虚与实者也。盖虚实表里，以配阴阳，则表为阳，里为阴，实为阳，虚为阴。然经中阳病亦有里，阴病亦有表有实，则不可据以解篇题阴阳之称。至于经络脏腑之言，经中间或及之，然本自别义，非全经之旨。闵氏释行经等义，与《辑义》所举诸说相发，文繁不录，宜参考。轩村曰：经中经字，皆当为表字看，犹指里为脏，亦可备一说也。方氏曰：六经之经，与经络之经不同，犹儒家六经之经，犹言部也。程氏曰：经则犹言界也，又曰，经，犹言常也。柯氏曰：仲景之六经；是经略之经；而非经络之经。愚谓本经中，无六经字，则诸说殊为赘疣，经络脏腑，非全经之旨，卷末答问有辨。唯以寒热定阴阳，则触处朗然，无不贯通也。

成氏注《伤寒例》，若或差迟，病即传变曰：传，有常也。传为循经而传，如太阳传阳明是也。变，为不常之变，如阳证变阴证是也。盖三阳三阴之次第，阳则自表而里，阴则自实而虚，寒极而热，此其概也。病机不一，难得定论。然今原之经旨，如三阳病，自太阳而少阳，而阳明，阳明无所复传，又有太阳直传阳明者。至阳变为阴，则有太阳变太阴者，有太阳变少阴者，有少阳变太阴或少阴或厥阴者。如三阴病，太阴之实，变为少阴之虚。少阴自有直中，少阴之寒极，为厥阴之燥热。至阴变阳，则有太阴变为阳明者，有少阴变诸阳证者，如三阴将愈，必须寒去阳旺耳，此传变之略也。如其委曲，次卷悉之矣。详前辈传变诸说，唯王履稍得其要。然立言犹不免有病，他凑合《内经》，或论再传之义，或立传手不传足之说，或分循经越经等目，或为阴证不传变之说，皆现与仲景之旨背驰矣。至如方氏三纲传变之说，则印定后人眼目，其害最甚。夫病自表而里，自里而表，自实而虚，自虚而实，自热而寒，自寒而热，有如坏败，有如兼挟，千态万状，不可端倪，然其情机，则实不能出于三阳三阴范围之外也已矣。

伤寒论述义

卷一终

卷　二

述太阳病

太阳病者，表热证是也。盖邪之初感，必先犯表，则正气不畅，并而为热。山田正珍注提纲曰：头项强痛，谓头痛项强，瓜蒂散条云，病如桂枝证，头不痛项不强，可以征焉。此条统论中风伤寒，故啻云脉浮，而不分紧与缓也。恶寒亦兼恶风言，恶风轻，恶寒重，舍轻取重，所谓举大而小从者也。其不言发热者，以有或已发热或未发热之异也，此说为是。此病大端有二：一则其人腠理素疏者，倘被邪客，其表愈开，邪不内迫，徒泛漫肌肉，故卫特受伤，观卫气不与营气和谐，及营弱卫强等语，则中风之邪，不著营分也明矣。是属表虚。虚者，疏泄之义，非虚乏之虚。所谓名为中风者矣，治以桂枝汤，调和营卫，而汗解之。尤怡《医学读书记》曰：伤寒发热者，阳气被郁而不伸也；中风发热者，阳气被引而外浮也；郁者必发之，浮者不徒解散而已。此桂枝汤，所以兼阴阳通合散为剂也。一则其人腠理素致者，邪正相搏，更致紧闭，遂迫骨节，故营卫俱伤，观营卫俱病，骨节烦疼条，则伤寒之邪，亦伤卫分也明矣。是属表实。实者，紧闭之义，非结实之实。所谓名为伤寒者矣，尤氏曰：不言无汗者，以脉紧该之也。治以麻黄汤，发泄郁阳，而汗解之。麻黄为汗药中之最烈者，《金匮》苓甘五味加姜辛半杏汤条曰：麻黄发其阳，盖发阳二字，实尽其功用，不待李时珍发散肺经火郁之说也。其得桂枝，而发表更锐者，犹大黄之于芒硝耳。《金匮》又曰：其人形肿者，加杏仁主之，其证应内麻黄，以其人遂痹，故不内之。据此，杏仁之与麻黄，唯有紧慢之别，而其开郁则稍均，不特为治喘而用也。且此方之妙，固在单捷，所以不用姜枣等品。柯氏说虽密，至大青龙而不通矣。此其分也。详此二证，朱氏成氏主风寒营卫相配之说，尔来诸家，无复异议，迄至柯氏，辨驳殆尽。而张志聪实辟其端，说见《集注》凡例。及侣山堂类辩，惜语焉未详耳。尤氏曰：邪气之来，自皮毛而入肌肉，无论中风伤寒，未有不及于卫者，其甚者，乃并伤于营耳。郭白云所谓涉卫中营者是也，亦为明确。今考郭氏犹分风寒，然其言颇精，仍拈于下。曰，问曰：太阳一经，何其或有汗，或无汗也？雍曰：系乎营卫之气也，营行脉中，卫行脉外，亦以内外和谐，而后可行也。风邪之气，中浅则中卫，中卫则卫强，卫强不与营相属，其剽悍之气，随空隙而外出，则为汗矣。故有汗者，卫气遇毛孔而出者也。寒邪中深，则涉卫中营，二气俱受病，无一强一弱之证。寒邪营卫，相结而不行，则卫气无自而出，必用药发其汗，然后邪去而营卫复通。故虽一经有有汗无汗二证，亦有桂枝解表，麻黄发汗之治法不同也。○桂麻二汤，其证不一，今仅举大较，后柴胡承气等类，皆准此。就中轻重，更有等差，有表虚经日不愈，以致邪郁者；有表虚重一等，血气俱乏者；有表虚重一等，邪著筋脉者；有表实轻一等，邪著筋脉者；有表实重一等，热势更甚者，大抵随其人强弱为异，今具论于下。仲景既以风寒为表虚实之目，而更有表虚冒伤寒，有表实冒中风，盖是互文见意，在使人不实讲邪气。故今所区分，一就其证，以虚实为等，至冒头之义，则卷末答问中详之矣。○方氏以桂麻青龙三证，为太阳三纲，诸家多沿其误，特柯氏极排斥之，更有明辨，今摘出之，以备于考。曰：按许叔微云，桂枝治中风，麻黄治伤寒，大青龙治中风见寒脉、伤寒见风脉，三者如鼎立。此方氏三大纲所由来，而大青龙之证治，自此不明于世矣。不知仲景治表，只在麻桂二法，麻黄治表实，桂枝治表虚，方治在虚实上分，不在风寒上分也。盖风寒二证，俱有虚实，俱有浅深，俱有营卫，大法又在虚实上分浅深，并不在风寒上分营卫也。夫有汗为表虚，立桂枝汤，治有汗之风寒，而更有加桂、去桂、加芍，及加附子、人参、厚朴杏仁、茯苓白术、大黄、龙骨牡蛎等剂，皆是桂枝汤之变局，因表虚中更有内虚内实浅深之不同，故加减法亦种种不一耳。以无汗为表实，而立麻黄汤，治无汗之风寒，然表实中亦有夹寒夹暑内寒内热之不同，故以麻黄为主，而加减者，若葛根汤、大小青龙、麻黄附子细辛甘草、麻黄杏仁甘草石膏、麻黄连翘赤豆等剂，皆麻黄汤之变局，因表实中亦各有内外寒热浅深之殊也。葛根汤，因肌肉津液不足，而加葛根；大青龙，因内热烦躁，而加石膏；小青龙，以干呕而咳，而加半夏细辛干姜；麻黄附子细辛二方，以脉沉而加附子，若连翘赤豆梓皮，湿热发黄而加。诸剂皆因表实，从麻黄汤加减，何得独推大青龙为鼎立耶。盖中风伤寒，各有浅深，或因人之强弱而异，地之高下而异，时之乖和而异，以上柯说。考《千金翼方》曰：寻方之大意，不过三种：一则桂枝，二则麻黄，三则青龙。此之三方，凡疗伤寒，不出之也。然则三纲之说，自孙氏作其俑，而如方氏实本于朱氏成氏之言。今柯氏归咎于许氏，不检之甚矣。又按大青龙条，《外台》所引，中风见伤寒脉者可服之者，恐王氏断章取义，非唐时旧本有此文也。

有表虚经日不愈，以致邪郁者，何？桂枝麻黄各半汤，桂枝二麻黄一汤，桂枝二越婢一汤证是也。其证轻重不均，故有三方之设焉。盖桂枝证，失汗数日，邪郁肌肉，故热多寒少，其滞稍深，故如疟状，发作有时，但本是表虚，故有嫌麻葛之发。今则郁甚，有桂枝之力，不能及者，是以酌量麻桂二方。言日二三发者，其邪稍重，言日再发者，其邪稍轻，不言发数者，其邪尤重。且桂枝二越婢一，其力紧，桂二麻一，其力慢，桂麻各半，在紧慢之间矣。此三条，其意互发，各半汤，其证特审。他二条，则文甚略矣，盖各半汤条，八九日者，约略言之之辞，而二条亦冒之。发热恶寒，热多寒少，三证叠言，而麻一汤，省寒热，但言如疟状；越婢一汤，言寒热，而省如疟状，其人不呕，清便自可，亦二条所蕴。如疟状，疑于少阳证，故别以不呕。热多疑于阳明证，故别以清便自可。欲自可之欲字，当从《玉函》芟去为是，一日二三度发，与脉微缓者，文势一串，故似为愈候。然照麻一汤，实是表郁所致，宜接面色反有热色者看。考面赤证，参二阳并病，面色缘缘正赤，及阳明病面合赤色，当是表郁兼里热者使然。今但表郁而有之，故下一反字，不得小汗出者，言得病以来，未曾小小发汗，故致此表郁，且身痒也，更发汗更吐更下，三更字，当与反字同义。桂二麻一汤证，尝经大汗，亦是失治，然幸无亡阳之变，亦不转属阳明，犹缠滞表分，累日不解，但以其既汗，比之二证，则其郁为轻。庞氏于脉洪大下，补证候不改四字，与《玉函》但字，其义相发。桂二越婢一汤证，其热最重，犹麻黄之有大青龙，假石膏之力，以越散郁阳。脉微弱者不可发汗者，盖戒此方之不可轻用。与各半汤之脉微而恶寒，大青龙之脉微弱同例。乃系倒笔法，但此条文甚约，故诸家不察及，特中西惟忠注，稍为近之，惜犹欠明畅。要之此三条，从未见确解，如方氏以为两伤轻证，尤属错谬。唯《内台方议》各半汤下曰：桂枝汤治表虚，麻黄汤治表实，二者均曰解表，霄壤之异也。今此二方，合而用之者，乃解其表不虚不实者也。八九日不已，反如疟状者，乃先发表不尽，微滞于经，而不得出，故一日二三度发也。斯说殊妥，然犹未为精审，今以经释经，非敢好异也。唐不岩对论三方云，总是一太阳病，病与时日，有浅与深，脉与形证，有应与否，权衡剂量，不失铢黍，于此见古人立方之妙，此言为然。

有表虚重一等，血气俱乏者，何？伤寒脉浮，自汗出，小便数，心烦微恶寒，脚挛急是也。此证不啻表疏，其人阳津素少，故虽桂枝本汤，犹过其当，盖与少阴直中，稍相近似，而不比彼之寒盛。故虽经误汗，仅须甘姜，而阳回之后，或变胃燥，若其重误治，则变为纯阴证也。此条本证，次条拟以桂枝增桂加附子者，殊不无疑，何以言之？夫既为附子所宜，则误汗便厥之际，不得不径与四逆，而仅用单味小方，窃恐万无其理。盖自汗出，小便数，心烦等证，与伤寒二三日，心中悸而烦，稍同其情，而系从前虚乏。为邪凌虐者，则亦是小建中所主也。柯氏于未发汗之前，拟以芍药甘草汤。尤氏谓此桂枝证。然阴虚而里热，当以甘辛攻表，而以甘寒顾里，乃反与桂枝汤，治表而遗里，宜其得之而便厥也。二氏之说，亦有所见矣。尤氏于次条曰：中间语意，殊无伦次，此岂后人之文耶？舒氏亦曰：此条说出许多无益之语，何所用之？吾不能曲为之解也，并本于柯氏之删也。○赵氏论本条用药之意曰：以上用药次第，先热后寒，先补后泻，似逆而实顺，非仲景之妙，孰能至是哉？后之学者，可不以此为法，推广而应变。张卿子曰：此条，见伤寒随证用药，如转圜法也。先教论亦曰：《金匮》咳嗽，小青龙下已之后，叙证五变，应变加减，其意殆与此条同，示人以通变之法也。赵言，出汪氏《选录》，颇为辨窍，文繁不具录。桂麻各半汤之脉微而恶寒，桂枝二越婢一汤之脉微弱，大青龙汤之脉微弱汗出恶风，盖此类证也。有表虚重一等，邪著筋脉者，何？桂枝加葛根汤证是也。其证一与桂枝同，啻项背强几几为异，项背者大筋之所束，其几几然，即是邪著筋脉之征，所以加葛根也。提纲既言头项强痛，则桂枝证，本有项强，然未及背，且不几几然也。几几，王氏据赤乌几几为解，近来焦循撰《毛诗补疏》，亦有其说。然作短羽鸟释者，于拘强之义，固为衬著，二家所辨，今不敢从。反汗出之反字，对葛根汤证言，盖邪著筋脉，稍属紧闭，宜以无汗为正，今表疏人，而邪著筋脉，故于汗出，下一反字矣。煮法去上沫三字宜削，是后人因方中有麻黄，而误添者。陶隐居称麻黄不掠去其沫，令人烦，又葛根芩连汤，无此字面，可以互征。〇上节证，与此节证，俱为表虚重一等，但彼则病近于虚，此则病近于实，又此证，宜次于各半汤等证前，今列于此者，在使人与葛根汤证，相对看耳。

有表实轻一等，邪著筋脉者，何？葛根汤证是也。盖其人表气稍实，必须麻黄之发，然邪未迫骨节，而犹著筋脉，是病在桂麻二证之间，故酌量二汤，以为之治也。葛根，柯氏说极当，然以为有和里之功者，殆不然。盖为发表中之凉药，故能生津液，而舒筋脉也。《本草图经》云：张仲景治伤寒，有葛根及加半夏，葛根黄芩黄连汤，以其主大热解肌开腠理故也。

有表实重一等，热势加甚者，何？大青龙汤证是也。其候一与麻黄证相同，不言喘者，盖省文也。但烦躁为彼所无。徐大椿曰：凡辨证必于独异处着眼，是。山田正珍曰：不汗出，言虽服麻黄，而不汗出，与无汗有别，存考。此表热极郁，内气不能宣达，则有麻黄汤力不能及。故加石膏之凉，藉以发越之。此证恶寒而无渴，可知非里有热者，石膏虽专治里，倘与麻黄配用，则相藉以走表分，而散其壅郁，如越婢汤，亦为然。要此汤证，于太阳中，病为最重，故不得不倍用麻黄，唯其热极郁甚，单用麻桂，必有两阳相格之虞，故佐以石膏，则郁开热溃，作汗而解。盖龙升雨降之妙，在温凉相并处，柯氏所解，迥胜前注，然犹未为尽。尤氏《医学读书记》曰：大青龙，治风寒外壅，而闭热于经者，夫热郁于经，而不用石膏，汗为热隔，宁有能发之者乎？此说本于王文禄，而殊为协当，又吴人驹云：发散表邪，皆以石膏同用者，盖石膏其性寒，寒能胜热，其味薄，薄能走表，非若芩连之辈，性寒味苦而厚，不能外达也，此说亦得。〇按元和纪用经，阳粉散，谓病当发汗，而汗不止，不止则亡阳，当温扑之，用麻黄、藁本、白芷、米粉，末之，以粉止身汗，疑是庞氏诸家之所本也。又《三国志·华佗传》注，称有妇人长病经年，世谓寒热注病者，佗用寒水汲灌，满百灌，佗乃使然火温床厚覆，良久汗治出，著粉汗燥便愈。然则汉时神医，多用粉法，而未知两夫子之方果是相同否。〇复服汗多者，表阳虚，故恶风；里阳虚，故烦躁不得眠。汪氏以为邪热未除，恐不然，如脉浮缓，身不疼但重者，其机异而其情同者也。盖邪迫骨节，故脉紧身疼痛，今邪不迫，故脉缓身不疼，然身重而兼见前条诸候，则知是均属表郁，但脉缓身重，疑于少阴之脉迟身重。故征以乍有轻时，更云无少阴证者，而示精心体察，不可轻试之戒。又麻黄汤证，亦必有邪不紧迫与此同机者，可推而知也。

以上太阳病要领也，此他，得病之初，有所挟者，有停饮相触，治兼驱利者。如喘家，及小青龙汤证之类。有素禀虚弱不可径汗者，如小建中汤，及尺中迟，咽喉干燥等诸证之类。又有风湿相搏者，并类列于后卷中矣。至其传变，则里之受病，皆无不自表，故其类不一：或传少阳，或直传阳明，或直变太阴，或直变少阴。以上传变，皆有明文，盖本病变为阴者，必多自桂枝证，其理何也？既是表疏，比之表实者，阳气稍，故其重一等者，或须温养，则其易变为阴也，明矣。但少阴直中，非经太阳者，而厥阴，则病之所极，盖不自此遽变也。并是玩经文而自知。更有医药误投及宿病相触而变为诸证者，其绪甚繁。今亦类列于后卷云。方氏以来，立太阳三纲之说。以诸变证，原其来路，分隶于桂麻青龙三等。然仲景之意，盖不若是其几也，且姑举一证言之。如太阳中篇，真武汤证，或自麻黄证，误用青龙，诸般过汗，皆能变此，有一定乎？如方氏诸辈，专持偏见，以绳缚圣法，其害殆不为鲜，学者宜勿被眩惑焉。

述少阳病

《少阳篇》在阳明后，戴氏《证治要诀》，尝有疑词而未核，喻氏则曰阳明去路，必趣少阳，最属牵强。愚亦尝疑篇次为后人改，以今观之，殊觉不然，盖少阳病，仲景以为半表里之目，而其证与治，既括于《太阳篇》纤悉无遗。唯其名，则取之《内经》，是以更摘其概，犹列于阳明之后，殆存羊之意云尔。今此述，先之于阳明者，在使人易知传变之叙已。

少阳病者，半表半里热证，是也。半表半里者，即表里之分界，其称盖昉自成氏，曰：病有在表者，有在里者，有在表里之间者，此邪气在表里之间，谓之半表半里证。方氏演之曰：少阳者，邪过肌肉而又进，则又到躯壳之内，脏腑之外，所谓半表半里也。半，不也，不表不里者，隙地也，柯氏意亦同，并是。如程氏分半表与半里为说，恐失之凿矣。〇《太阳下篇》第二十一条曰：必有表复有里也。又曰：此为半在里半在外也。盖所谓表与外者，俱指少阳，非太阳之谓，故小柴胡汤。所谓里者，即言阳明，故曰大便硬。曰设不了了者，得屎而解。可知其与不表不里，自异其义。柴胡加芒硝汤条，阳明中风条，外字，并言少阳，亦可互证。前注于彼条，不敢剖析，仍附辩于此。其来路必自太阳，而不问中风伤寒矣。盖其病，邪气不籍物而结，但其人阳盛，故邪正相持，热留胁下。半表半里之地，盖专系胁下，而连及胸胁。曰：血弱气尽，腠理开，邪气因入，与正气相搏，结于胁下。曰胸胁苦满，曰胁下硬满，曰胸满胁痛之类，可以见也。且成氏曰：邪气自表传里，必先自胸膈，已次经心胁而入胃，然则邪之离未入胃者，必客胸胁也明矣。其证既无表候，亦非里实，故不过口苦咽干目眩，往来寒热　正气为邪敛束而寒，邪气与正气相搏而热，邪气遂不能服正气，正气亦不能逐邪气，更互分争，此往来寒热之机也　胸胁苦满　苦满者，言如有物堵满，而苦恼难忍，此病人自觉之情，非外侧所得。《金匮》有苦喘，云胸胁满，俱省文也。或谓满，懑通，果然则胸懑与心烦何别？且胁云懑，意义不通，其说难从。嘿嘿不欲饮食　轩村曰：嘿嘿者，不欲饮食貌，犹郁郁微烦之例。《厥阴篇》亦云：嘿嘿不欲食　心烦　烦，热闷也，详开于兼变热郁中　喜呕等，其脉亦不数不大而弦　《本篇》第三条云，伤寒脉弦细，所谓细者，紧细之细，非微细之细。《金匮》曰：疟脉自弦，亦相互发。又陶华《六书》，有以浮中沉三法，候邪浅深发，以中属少阳　皆为邪客隙地之险。是以汗吐下，俱在所禁，而白虎之寒，药力过重，其唯小柴胡汤，以清解之，实为正对矣。此汤之意，《明理论》所释稍当，今更详之。柴胡为物，故非芩连之寒，亦非麻葛之发，然其性微寒，而能豁壅郁，故于清解少阳，适然相应，但其力稍缓，故佐以黄芩。其喜呕者，似是派证，然胃气不安，则柴芩不得擅其力，是所以用半夏生姜也。人参动辄住邪，故前辈或去不用，或曰：既与柴芩相配，则去滓再煎，则性味混合，啻能助胃，而不敢拦补。即七味相藉，以为少阳正方，此言似合理。徐氏曰：兼半夏生姜，有饮而呕逆也，兼参甘草，而调其阴阳，小柴胡得擅和解之功，实赖此也。斯说亦妥。又本汤，成氏以来，称为和解，然经中曰和曰解，所指不一，且无谓此方为和解者，此盖为清剂中之和者，若专称和解，恐不允当，但相沿既久，难得改易尔。钱氏曰虽后人之补中益气汤，及逍遥散之类，其升发清阳，开解郁结之义，亦指不离小柴胡之旨也，信然。又《金鉴》，辨世俗滥用此方之弊，杨士瀛尝有其说，既拈于拙著《广要》中，宜参。邪毒剧增，耳聋目赤者，此为少阳中风。少阳中风，注家概谓为太阳中风传来者，然中风之名，经无定例，且病至两耳无所闻目赤，则明是表既解，而少阳之邪剧增，热气上熏者，较之柴胡正证，其病更加一层。近今此证甚多，必并用黄连解毒，方为合辙。盖以风为阳，故又以为热盛之称呼。如其兼表未解者，其等有三，病势加进，兼里实，有三等，具列如下。兼表未解者，其等有三，何？其一，小柴胡条，所谓或不渴，身有微热，及伤寒四五日，身热恶风，是也。此表证既轻，将并少阳，故不别须汗药也。其一，柴胡桂枝汤证，是也。此太少二病，轻重相均，故治取双解。柯氏谓表证微，是。盖微呕，少阳证亦微。其一，柴胡桂枝干姜汤证，是也。此亦尝经错治，邪气未解，而更津液不足者也。互见饮邪并结中，当参。病势加进，兼里实者，亦有三等，何？其一，大柴胡汤证是也，此小柴胡证，而邪热壅实，既并阳明，故清解中，兼以疏里。此汤之证，最多有之，不必拘下后。轩熙曰：过经，犹言过表，存考。心下急，急字无明解。柯氏曰：急者，满也，犹不了，考急是缓之对，盖谓有物窘迫之势，非拘急之谓。李氏《脾胃论》曰：里急者，腹中不宽快是也。盖所谓不宽快者，以释里急，则未为当，而于心下急，则其义甚衬，桃核承气条，少腹急结之急，亦同义也。此方芍药，盖取之通壅，宜参后桂枝加芍药汤。〇陶氏《本草》序例曰：枳实若干枚者，去穰毕，以一分准二枚，据此，此方枳实四枚，准今一分七厘七毫六丝，比他药殊轻，大小承气，枳实栀子汤，并称几枚，而其举分量者，麻仁丸则半斤，四逆散则各十分，仍知仲景用枳实，本不甚轻，陶说可疑。〇此方再煎，其义难晰，俟考。其一，柴胡加芒硝汤证是也。此其壅实稍轻于前证，而以丸药之故。里邪胶固，殆属坏病。此条难读，然程注颇明核，但此实得之攻后云云者，殊似含混。盖此证本是少阳阳明并病，以用下失法，徒扰肠胃，而邪与实，依然具存者。程又曰：去者非所留，留者非所去，故溏者自溏，结者自结，而结者既结，溏者益溏矣。此说反觉直切，又此证既是兼里，乃似宜蚤从大柴胡双解之法，而先用小柴胡者，盖以丸药误下，不欲续以快药，仍姑清和，以待胃安也。且其下利，故壅实轻于大柴胡证，而燥结则有甚，是以不藉大黄之破实，而殊取芒硝之软坚矣。按：以此方为大柴胡加芒硝，原出于黄氏，而宗印亦有其说。〇轩熙曰：此条与次调胃条，其云十三日者，亦是约略之辞。或以为十余日之讹者，殆未是也。其一，柴胡加龙骨牡蛎汤证是也。此以误下，邪陷于里，加以诸证错杂，盖坏之甚者矣。成氏曰：伤寒八九日，邪气已成热，而复传阳经之时，下之虚其里，而热不除，胸满而烦者，阳热客于胸中也。惊者，心恶热而神不守也，小便不利者，里虚津液不行也。谵语者，胃热也，一身尽重，不可转侧者，阳气内行于里，不营于表也，与柴胡汤，以除胸满而烦，加龙骨、牡蛎、铅丹，收敛神气而镇惊。加茯苓，以行津液利小便。加大黄，以逐胃热止谵语。加桂枝，以行阳气，而解身重，错杂之邪，斯悉愈矣。尤氏曰：伤寒下后，其邪有并归一处者，如结胸下利是也。有散漫一身者，如此条所云诸证是也。二说亦似精当。喻氏以为伏饮素积，为变之最巨者，叵从。又此证一身尽重，与三阳合病，身重难以转侧，其机稍均。〇此当入兼变诸证中，然无类可附，仍列于斯。

以上少阳病要领也，此他，有兼虚小建中汤证。出兼变虚乏中。其愈，有振汗而解者。成氏谓经下里虚，邪气欲出，内则振振然，盖原于辨脉法，其人本虚，是以发战云云。轩熙曰：太阳病未解，脉阴阳俱停，必先振栗汗出而解。诸注皆为自愈之候，恐非，盖振汗非太阳所有，脉阴阳俱停，想系邪在少阳者，其病跨于表里，故脉不偏见，犹是《金匮》脉两出积在中央之理，倘用柴胡，而郁邪离窟，则振汗而解也。下文，云汗出，云下之，俱指药治。要是列举三阳愈候者，故下三而解字，此说未知当否，姑录备考。其传阳明，有为白虎证者。服柴胡汤已渴者条，可征。有为承气证者。经中多言之。其变或为太阴，或为少阴，或为厥阴，殆不一定矣。变为三阴，经无明文，然太阳既变太阴，则少阳亦未可不变太阴，其变少阴者，近世甚多，如厥阴，则其部位，及寒热胜复，并与本病，稍相类似，乃其变为，固其分也。盖以其界表里，所系不一，而医之失治，多于此位，故兼挟变坏之证，少阳最多。而经中所举，不过数章，学者当扩而充也。吴有性著《温疫论》，主疫邪自口鼻入之说，盖膜原实少阳之部，而达原饮、三消饮有地方之宜，或验于今者，然审其主证，犹不能出大小柴胡之例。窃想当吴氏之时，邪势暴厉，遽犯半表里，故遂立其说乎？董氏《西塘感症》，引《伤寒心法》，称见今世甚少太阳症，其书适与吴氏时世相近，可以证矣。世偶有墨守吴氏之法，忌用桂麻，视柴胡为余热之治者，故附识于兹。

述阳明病

阳明病者，里热实证，是也。邪热陷胃，燥屎搏结，即所谓胃家实者也。胃家实，该诸病在胃宜下证之称，但正阳阳明之胃家实，专指大承气证也。又前注多立阳明经腑之别，实失经旨矣。○白虎证，系胃热而无实者，即温病是，今自列于次卷。又中风中寒，是不于胃家实上有分别，则亦不复具论。如其来路，或自大阳，或自少阳，而其等不一，病之轻重，亦随而异。有其人胃素有热，邪势亦盛，相藉遽实者，其病为重，即正阳阳明也。本篇大承气第一条，玩语气，似曾不经误治，而邪气自实者。有自太阳桂枝证，发汗过多，胃液为燥者，其病最轻，即太阳阳明也。脉阳微而汗出少者，脉浮而芤，及麻子仁丸三条，可以征焉。《脉经》脾病证曰，脾约者，其人大便坚，小便利，而反不渴。成氏以太阳病若吐若下若发汗后，与小承气条，为脾约，恐非。又不更衣十日无所苦，与脾约自别。有自少阳病，误发汗利小便，以为胃燥者，其病颇轻，即少阳阳明也。太阳阳明、少阳阳明，喻氏误为并病，汪氏拟方，盖本其意。然误治之后，亦或为正阳阳明。有自太阳病，误汗下利小便者。如问曰何缘得阳明病条是也。有自太阳病失汗者。如本太阳初得病时，发其汗，汗先出不彻是也。次条相承，亦谓失汗胃实，盖伤寒发热无汗，即是表实证，其呕不能食，亦风寒外束之故，此证倘发汗不彻，则不宜有汗，而反汗出濈濈然者，邪气内结，以属阳明也。有自少阳病误汗者。如少阳篇，发汗则谵语是也。然则轻证所由，亦不止一端也。仲景先区三等，以示轻重，更出以上诸条，以尽其变，学者宜密察。其为证也，不恶寒恶热，濈濈汗出。汗出有二端：有遍身濈濈者，为里热蒸迫之故。有手足濈濈者，为邪热内结之征。巢源，《活人书》，并有掌心汗湿之说。身重短气，腹满而喘，潮热　潮热，《明理论》所说似稳贴。或不言日晡者，盖省文也。谵语，不大便。胃中有燥屎，胃中，犹言腹中，不必深讲。经言部位，往往类此，且屎在大肠，而其燥结不下者，实由胃热遏住，王好古以为地道不通，火逆至胃者，慎矣。脉实大迟。大承气条曰，脉迟，小承气条曰，脉滑而疾，是两相对待之词，而迟脉实为应下之正候。《千金方》以脉朝夕快，为实癖可下，可疑。此胃实正证，大承气汤主之。若不识人，循衣摸床，惕而不安，微喘直视者，病加剧而正亦虚，其犹用前方者，不畏虚以养病也。吴又可补泻兼施，盖即此证，且此条本分三等，轻重虽异，其为胃实则一，故皆以大承气汤主之。或剧热迅传，势近危恶者，则有急下之例。少阴急下条，其来路虽异，其危剧则一。吴又可所谓急证急攻者，亦此类也。又急字，参成氏《少阴篇》急温之之解，其义更明矣。○大承气诸条，其有余义者，今述于下：阳明病，潮热大便硬者条，首段，言既有潮热，则大便虽微硬，知其热既实，故可与大承气。倘未潮热者，恐其热未实，虽不大便六七日，难必其燥屎有否，故与小承气试之也。

又周氏曰：其后发热，是必日晡时作，此又未尽之邪复结而硬，但既攻之后，所结不多，只小承气汤和之足矣。钱氏曰：其后又复发热者，乃潮热之类也。二说与辑义意相合。○病人不大便五六日，绕脐痛条。钱氏解发作有时，为日晡潮热之类，此本丁柯氏。盖言绕脐痛烦躁之发作有时，犹日晡潮热之理，非别有热气发作也。《金鉴》本于程氏，曰：燥屎秽气，上攻则烦躁，不攻则不烦躁，故发作有时也，亦通。○病人小便不利，大便乍难乍易条。尤氏曰：小便不利者，其大便必溏，而有燥屎者，水液虽还入胃，犹不足以润之，故大便乍有难时，而亦乍有易时也，此与钱氏异义，姑录备考。○得病二三日脉弱条。喻氏注不确，此条二虽字，为其眼目，盖可下证，以不能食为常，然无太阳柴胡证，烦躁心下硬，不大便，至四五日，则虽有能食之似胃和，犹以小承气与之。若不大便六七日，虽有不能食之似胃实，其小便少者，初硬后溏，宜暂待其实，不可遽下，此二证对示，以欲人通变也。又大便初硬后溏，自有二端：其一，系寒实证，是不终结者也。其一，系热实未成，是终结者也，宜分别看。如胃实正证，而轻一等者，小承气汤主之。大承气证，有姑用是汤探试者，其义可见也。又小承气证，阳明病，其人多汗，以津液外出，胃中燥。及太阳病，若吐若下若发汗后条，并是津液受伤，似是调胃所宜，然多汗，本阳明所固有，则其有满实，盖寓之言外者耳。如液燥热搏，其实则轻者，调胃承气汤主之。大承气证，有液甚燥者，但病属急剧，不得已而夺之者尔，此方所主，则病势稍慢，非润而荡之不可也，大抵得之误汗吐下，津液亏乏者为多，如吐后腹胀痛者，亦是似大实而非者。尤氏曰：设遇庸工，见其胀满，必以枳朴为急矣。是，又太阳中篇过经二条，其证殆属坏病者也。○成氏曰：大热结实者，与大承气汤，小热微结者，与小承气汤。以热不大甚，故于大承气汤，去芒硝，又以结不至坚，故减厚朴枳实也。又云岐子《伤寒保命集》曰，大承气者，厚朴，苦温去痞，按此云痞者，盖气闭之义，非心下痞之痞。枳实，苦寒泄满；芒硝，味咸而能软坚；大黄，味苦寒能泄实，痞满燥实四证全则可用，故曰大承气汤。小承气者，大黄，味苦寒泄实，厚朴，苦温去痞，痞实两全可用也，故曰小承气汤。调胃承气者，大黄，苦寒泄实，芒硝，咸寒而能软坚润燥，甘草，和平，和其中，燥实坚三证全者可用，故曰调胃承气汤。此说颇当。至陶氏《六书》，则曰：病有三焦俱伤者，则痞满燥实坚全，邪在中焦，则有燥实坚三证，上焦受伤，则痞而实。拘凿殊甚，闵芝庆尝辟其缪，文繁不录。又吴又可曰：三承气功用仿佛，又曰，功效俱在大黄，余皆治标之品也，并欠辨晰。又王好古学三方主证，辑义漏载调胃证，仍补出之，曰：谓胃承气汤，治实而不满者，腹如仰瓦，腹中转矢气，有燥粪，不大便，而谵语坚实之证，宜用之。又大黄酒制，程知说是，然抵当汤，不用芒硝，而大黄酒洗，大陷胸汤丸，大黄牡丹汤，并有芒硝，而大黄生用，故其说不能无疑，存考。○《幼幼新书》惠眼观证，芍药散，治大小便下药不通者，于调胃本方，加芍药、当归。《保命集》当归承气汤，于调胃方中，加当归、姜、枣、水煎。三法六门，玉烛散，以四物汤，承气汤，朴消，各等分，水煎，去滓，食前服之。《伤寒心要》产后如血不尽，则以凉膈与四物合煎，调理经血，甚者，大承气合四物，乃泻中有补也。又曰：大承气合四物，治妇人一切血积血聚等疾，如红花尤妙。脾约，则病最轻。而但胃燥，故麻子仁丸，仅润下之。《本草图经》引作枳实一斤，十丸下，有食后服之字。曰：唐方七宣麻仁丸，亦此类也。徐大椿曰：此润肠之主方。又陶隐居曰：如梧子者，以二大豆准之，又杏仁熬黑，陶氏有说，宜参。热去津竭，而大便硬者，以蜜煎导之。导法，用蜜，用土瓜根，用猪胆汁，俱取润肛，设更用皂角诸品，徒觉多事。○《本草》《开宝》引陈藏器云：主大便不通，取猪羊胆，以苇筒著胆，缚一头，内下部，入三寸，灌之，入腹立下。此方，出北齐《道兴治疾方》，但主治文泐灭难考。又梅师方，肛门主肺，肺热即肛门塞，肿缩生疮，白蜜一升，猪胆一枚，相和，微火煎令可丸，丸长三寸作挺，涂油内下部，卧令后重，须臾通泄。此阳明病要领也，此他，有兼素虚者，如无汗身如虫行者。详见兼变虚之中。及不大便，脉微涩者是也。宗印曰：明日不大便，而脉反微涩者，邪热实，而正气虚也。微为气虚，涩则无血，此胃气虚于里，虽有热实，不可攻之，故为难治。此说与汪意相同。有兼表者，有兼半表半里者，二证详于合并中。但胁下硬满，不大便而呕，舌上白胎，与小柴胡，此系其实少阳，而似阳明者。有迫血分，列于兼变瘀血。有挟湿郁，列于湿热中。亦宜隅反尔。盖本病无所复传，经有明文，大抵下后清润，病日就愈，此吴氏所以有养营清燥诸汤也。然有攻下过度，胃虚热进，以为厥阴者，殆局外之变也。古人有下多亡阴之戒，盖下多胃亦虚，亡阴必内燥，势不得不为厥阴，今世往往有致此者。○详本篇中，文易了而义难晓者，凡有五条，曰：初欲食，小便反不利，大便自调。曰：反无汗而小便利。曰：但头眩不恶寒。曰：脉浮而紧者，必潮热发作有时。曰：太阳病寸缓关浮尺弱是也。○太阴病与阳明，其位与有实，则相同，而自有寒热之异，故本篇点出，以便照对，但犹题以阳明病，是以注家不察，多致论混，今详开于次款，读者宜考。

述太阴病

太阴病者，里寒实证是也。盖其人内有久寒，倘遇邪客，虽初得阳证，及其入里，则遂从寒化，而胃气犹有守，故能搏实者矣。《脉经》曰：下利而腹痛满，为寒实，当下之。此语，出其平下利中，考前后诸条，似即杂病论之遗。然则本病为寒实，其义甚明矣。盖杂病寒疝寒胀之类，亦系寒实，故《金匮》腹满寒疝证治，间与本篇相发。又寒实字面，出三物白散条，及腹满篇第四条。其所受者，有自太阳病误下来，则其不误下，亦或有变成者，及或有自少阳来者，皆可知也。成氏曰：太阴病者，阳邪传里也。此言有味，岂因三阴中，太阴特有桂枝法，而发乎。曰自利，曰吐食不下，曰时腹痛，皆寒盛之征；曰腹满，曰下之胸下结鞕，俱壅实之验。所谓下之者，盖指承气十枣之类而言，其病不似少阴之脱，故胸下结鞕，犹是崔氏所谓下后虚逆，气毒相激之类也。胸下，盖即心下也，太阴唯于末条言脉候，似不必其正脉，然要不出沉迟细弱等也。其初起满实，阳气能持者，设桂枝加芍药，及加大黄汤，以为和泄温利之法。此条，曰本太阳病，则时既离表可知。盖误下之后，胃气生寒，表邪陷实，以致是证。顾下后便秘者，桂枝汤加倍芍药，既非发表，亦与建中不同其旨。考小柴胡加减法曰：若腹中痛者，去黄芩，加芍药三两。成氏曰：加芍药以通壅。又《明理论》曰：宜通而塞为痛。邪气入里，里气不足，寒气壅之，则腹中痛。芍药，味酸苦微寒，酸性泄而利中，加之则里气得通，而痛自已。愚谓此方芍药，亦取通壅，次条设当行大黄芍药者语气，可以征焉。张志聪《侣山堂类辨》曰：芍药气味苦平，苦走血，故为血分之药。苦下泄，故《本经》主邪气腹痛，除血痹，破坚积寒热。因其破泄，故《太阴篇》云云。今人咸云，芍药主酸敛，而不知有大黄之功能，此说则过当矣。病势更剧，大实痛者，加大黄以疏之，亦犹大黄附子汤之例。以病属寒，主在温利，扩充此理，则大黄附子汤，及温脾汤等，皆宜治本病也。○《脉经》所谓当下之者，亦加大黄汤证，其下利，因有寒积，而气下坠所致，与四逆证之下利自异。要知寒实用下，于脉之有力无力，腹痛之微甚著眼，始为亲切。○陈氏《三因方》曰：太阴属脾，中州土也，性恶寒湿，非干姜附子，不能温燥。又曰：至太阴脾经，温燥不行，亦当温利，自阳明出，如温脾丸，用大黄者是也。此其言虽暧昧不明，似稍知太阴之为寒实者矣。如其脉弱者，要加斟量。太阴为病之为字，疑衍，提纲诸条，及风温之外，经无比语例，续自便利，恐是承上条而言。医下之后，续自便利，柯氏意亦似然。太阳中篇，伤寒医下之，续得下利，殆一例也。盖此条，示寒实动变阳虚，不可轻下之戒。病既重者，则用四逆辈，以温散之。提纲之证，盖谓此也。不渴，即与少阴分别处，彼以胃少液故渴，此以寒气壅闭，津液犹持，故不渴。成氏曰：自利而渴，寒在下焦，自利不渴，寒在中焦，恐误。云四逆辈，而不云四逆汤，意在温散，而不在治厥也。朱氏《活人书》以来，疗本病有用理中汤丸者，盖能得经旨者矣。盖寒实之病，虽胃犹闭持，以寒固胃之所忌，其实之极，中气必败，不似热证之久实，故初起虽用温利，至其重者，则宜扶阳散寒耳。《玉函经》曰：寒则散之，此之谓也。桂枝加芍药证曰，时痛，加大黄证曰，大实痛，提纲曰，时腹自痛，此足以知其病机，而措治之法亦见矣。此太阴病要领也，他有兼表者，桂枝汤条是也。少阴兼太阳，治法先里后表，太阴不似少阴之脱，且桂枝汤。程氏所谓胎建中之体，无碍于温者，此所以犹先其表乎？其愈，有从外者，太阴中风是也。成氏注辨脉首条曰：阴病见阳脉，而主生者，则邪气自里之表，欲汗而解也。如厥阴中风，脉微浮为欲愈，不浮为未愈者是也。据此说，则三阴中风，特似言其愈候，岂以风属阳，假为阳复之名乎？柯氏曰：脉涩与长，不是并见，涩本病脉，涩而转长，病始愈耳。此亦一说。有从内者，暴烦下利是也。此条举客以明主，太阴当发身黄以上，是客词，此太阴非谓寒实本病，唯是指中焦脾家而言。犹食谷欲呕者，属阳明之例，即言脉浮缓，手足自温，小便不利者，为中焦湿热，故当发身黄也。若小便自利以下，是主词，言寒实本病，倘脉浮缓，手足自温者，为阳复寒去之兆。纵有首条诸证，及小便自利，必暴烦下利日十余行而愈，即是脾家阳实，寒积腐秽自去之征也。若小便自利，不能发黄二句，在《阳明篇》，则为燥结之验，在本篇，则为里寒之故矣。以上一出臆见，甚似迂曲，然参互审考，义不得不然。何则《金匮》黄疸篇，以寸口脉浮而缓，为其正脉，是与本条相发，可知浮缓非表邪，而属里热。盖里热外熏，而脉浮者，白虎证是也。缓之为热，见素灵及平脉法，手足温一证，小柴胡栀豉两条有之，亦系内热所致。是知此脉证，在阳病见之，则为里热之候，《阳明篇》举以别胃实燥湿之分也。今寒实而见之，何以谓为阳复之候。曰：《少阴篇》曰少阴病脉紧，至七八日，自下利，脉暴微，手足反温，脉紧反去者，为欲解也。虽烦下利，必自愈，此明以手足温为愈候。而钱氏解紧去，谓紧峭化而为宽缓，此意甚佳，且少阴厥阴，并以脉浮为欲愈，乃知此脉证。在阴证见之者，固与阳证不同，要之本篇此条。揭此脉证，以辨明湿热发黄，与寒实愈候耳。又《太阳下篇》，及辨脉法，有以手足温为愈候者，亦当并考。抑病既在里，故无所复传，唯自实而虚，必变为少阴。义如上说。更有寒去而实存，实以生燥，仍变阳明者。《阳明篇》第三十二条，若不转失气者，初头硬后必溏，此盖与欲作固瘕者，均属寒实，故攻之，则胀满不能食也，其后发热者云云，乃言有寒去之后，或变热结者。至如厥阴之燥热，则恐非寒实之遽变者也。太阴一篇，从无确解。愚涵泳数年，征之病者，定为寒实，后得《脉经》中语，窃谓益为著切，因不自揣，立说如上。盖本篇不过仅仅数条，而《阳明篇》中，反多本病证候，此以其病虽有寒热之异，而部位与壅实则同，故恐人错认，对举明之也。曰，不能食名中寒；曰，欲作固瘕；曰，攻其热必哕；曰，欲作谷疸；曰饮水则哕，曰食谷欲呕，曰寒湿在里，皆是已。然犹冒以阳明，故诸家未之察，亡友世缉尝特论之，唯未断为寒实，稍与愚见异焉。《金鉴》以厚朴生姜半夏甘草人参汤，移入本篇，其候虽类，彼则气滞虚满耳，实不同也。柯氏以三物白散移入，亦不辨部位之有殊者也。

述少阴病

少阴病者，表里虚寒证是也。有直中焉，有传变焉，是故有专于表者，有专于里者，然至其重，则俱无不涉表里矣。直中者，所谓发于阴者也，其人阳气素衰，邪气之中，不能相抗，为其所夺，直为虚寒者矣，而有轻重之分，盖里未甚衰，表专虚寒者，邪气相得，以稽留表，故犹有发热，此病为轻，如麻黄附子细辛甘草二汤证是也。柯氏曰：本条，当有无汗恶寒证。赵氏曰：少阴发汗二方，虽同用麻黄附子，亦有加减轻重之别，故以加细辛为重，加甘草为轻，辛散甘缓之义也。徐氏于甘草汤下曰：此较加细辛者，易甘草为调停，其药势之缓多矣。因细详立方之意，言少阴病二三日，比初得之，略多一二日矣。日数多而无里证，寒邪所入尚浅，是以阴象不能骤发，故将此汤微发汗，微云者，因病情不即内入，而轻为外引也。按三说并妥。里阳素弱，表气从虚者，其感邪也，表里径为虚寒，盖所谓无热恶寒者，此病为重，如附子汤证是也。附子汤二条，传变亦有如此证，其方亦在传发所必须，故注家未敢谓为直中，但成氏引无热恶寒以解之，似有所见。今详其文，曰，背恶寒，曰，身体痛、手足寒、骨节痛，俱为表寒之候，盖阳气素亏，筋骨乏液，寒邪因以浸渍所致，故不似麻附证之有发热，设自非里虚，何以至此寒盛乎？然则其兼见里寒证者，亦可推知也，其方与真武相近，而彼主在内湿，此主在外寒，何则此附子倍用，所以走外，术亦倍用，所以散表。盖仲景用术，多取治表，用人参者，固以救素弱之阳，并制术附之燥也。《千金》用此方，治湿痹缓风，及指迷方，于本方，加甘草，用苍术，名术附汤，以治寒湿，俱足互征此证之为表寒矣。先兄曰：附子之性，雄悍燥热，散沉寒壮元阳，生则其力特猛，救里阳乎垂脱之际，炮则其性稍缓，走表分以温经逐寒。前辈所辨，殊属踳驳，此言能发未逮之秘，但率意论之，似治表宜力猛，治里宜性缓，此殊不然。盖里虚骤脱，非急救则不可，所以用生附，寒湿缠绵，过发则无功，所以用炮附也。传变者，有自太阳病者，有自少阳病者，有自太阴病者，大抵阳之变阴，皆因其人胃气本弱，医不知回护，汗下失法，而阳虚胃寒，以为此病。更有虽不被错治，遂为邪所夺，因而变成者。其自少阳病，及不经错治者，并多所验见，然经无明文，岂意在言外者乎？又桂枝证多变为阴，义述于太阳中，更有盛人初得太阳，遂变本病者，贱役劳形，最多有之，殆以阳有余于外，而不足于内之故乎？其变自太阴，详述于前。倘其自太阳，而表热仍在者，先救其里，后救其表，如四逆桂枝二汤各施证是也。《厥阴篇》下利清谷，不可攻表，亦为表里并有者而言，又桂枝人参汤，系其轻证。程氏有说，宜参，桂枝加芍药生姜人参新加汤，与此稍异，并录于兼变中。既无表证，一系虚寒者，随宜为治，如干姜附子汤、茯苓四逆汤、芍药甘草附子汤等证是也。上二方证，从无确解，柯氏分为缓急，实似叶当，其云有救阳救阴之异者，恐不然也。今玩文势方意，以臆测之，其病轻而来急者，属干姜附子汤，何则昼日烦躁不得眠？比之躁无暂安时之孤阳绝阴，有夜而安静之异，况未至厥逆，其方亦药单捷而剂小，盖单味则其力专一，可以奏效于咄嗟，而剂小则不足以对大敌矣。其病重而来缓者，属茯苓四逆汤，何则云病仍不解？盖是缓词，其方亦药重复而剂大，盖重复则其力泛应，少直捣之势，而剂大则可以回倒澜矣。芍药甘草附子汤，互举于兼变中，又甘草干姜汤，为虚寒轻证，亦列在兼变中。○茯苓，前辈称为益阴，愚谓渗利之品，恐无其功，盖脾胃喜燥而恶湿，其燥必暖，阳气以旺，其湿必冷，阳气以衰，水谷淤溜，津液不行，苓之渗利，能去水湿，此所以佐姜附，以逐内寒，与理中之术，其理相近矣。传变，无专表寒者。传变必经表热，则其理明矣。直中麻黄附子证，或差其法，必为里寒，如太阳中篇四逆汤证是也。此条，周氏注为优，又曰：若不瘥，必曾服汗药矣，亦似是。盖虽列太阳中，实系少阴，顾是其初发热头痛，脉反沉者，麻黄附子二汤，所宜酌用，而医失其法，故至身体疼痛，其证殆与附子汤相同，而用四逆者。或是以其既经误治，阳虚殊甚，而更有厥冷等证耳。三阴无头痛，是就经络而言。戴原礼既辨其非正法，头痛固有因阴寒上冲明篇小柴胡，亦有其例。要之至病重者，则直中传变，证治无二，俱皆以脉微细沉，心烦欲寐，自利而渴。此渴为津脱之故，程氏谓上热者，误矣。厥冷外热等，为其正证，而四逆汤，以温经回阳，实系对治。本病仅以脉微细但欲寐为提纲，四逆所主，于本篇，则唯是脉沉，与膈上有寒饮干呕者二条已，然其证候散见各条，则宜会而通之，如四逆汤，实是温补诸方之祖，其为少阴正治，诚不待辨焉。○陶隐居曰：附子乌头若干枚者，去皮毕，以半两准一枚，按半两，充今一分七厘四毫，比他药殊轻，陶说可疑。其重一等者，通脉四逆汤证是也。下利甚者，更温其内，白通汤证是也。而重一等者，加猪胆人尿。加猪胆汤，成氏注以反治，非是。盖加猪胆之意，通脉四逆加猪胆汤吴氏注，尤为切实，其用尿者，亦可类推。又猪胆汁，或急遽难办，所以有若无胆亦可用之语，不必所重在人尿也。○陶隐居曰：薤白，葱白，除青令尽。此少阴病要领也。四逆变方，更有如当归四逆汤之兼滋养，通脉四逆加猪胆汤之兼和阴，四逆加人参汤之兼救胃，皆在本病亦可酌用也。此他，有兼水气者，真武汤证是也。此条既曰自下利，而又曰或下利，语意重复。中西惟忠曰：或字下，疑脱不字，此说是，曰小便不利，曰或小便利，其例一也。○程知论附子生熟，本于张兼善。盖此方证，不似四逆证之阳脱，故附子炮用。有兼寒逆者吴茱萸汤证是也。欲死二字，不过形容烦躁之状，与奔豚病，发作欲死复还止，同语例。陶隐居曰：吴茱萸一升者，五两为正。○《肘后》疗卒厥上气，淹淹欲死，此调奔豚病。于本方，去大枣，加桂、半夏、甘草。千金，名奔气汤。《千金》吴茱萸汤，治胸中积冷，心嘈烦满，汪汪不下饮食，心胸应背痛方。于本方，加半夏、桂心、甘草。有大肠滑脱者，桃花汤证是也。按里寒便脓血之机，盖自下利数日，大肠滑脱，气益内陷，血随下溜而来。巢源曰：血渗入于肠，肠虚则泄，故为血痢，可以见也。钱氏谓大肠伤损，恐无其理，又便脓血，非真有如肠痈之脓血杂下，盖肠垢与血同出者。巢源痢候，有脓涕，及白脓如涕语，可征。○按：此三证，虽有所兼，然不外于虚寒，故敢列于此。至其变，则有变为阳者，或自表寒。此出臆揣，盖表寒而阳郁于里之人，其始得邪，为直中轻证，而及其傅里，变为热候是也。但表寒里热，理似可疑，然附子泻心汤证，固为表阳虚，而里有热者，其机与此相近。坚尝见数人，冬月薄衣犯寒，始得麻附细辛汤证，用之五六日，变为胃实，与以承气而愈，于是知病之为变，无所不有也。或自里寒。亦出臆揣，盖病未笃，而温补过甚，或阳既复，而仍用姜附，遂生哄热者是也。孙兆曰：有本是阴病，与温药过多，致胃中热实，或大便硬，有狂言者，亦宜下也，可以征焉。而热壅半表里者，四逆散证是也。此证不用小柴胡者，以其壅郁，非枳实芍药，不能开泄，不用大柴胡者，以胃无实结，盖邪壅半表里，而为厥者，何啻少阴变来。其揭于本篇者，亦在使人与寒厥对看乎？胃家热实者，大承气汤证是也。郭雍有初与四逆，后用承气，按及孙氏所云，即此也。以愚测之，此证自表寒变来者为多，如里寒者，政使温补太过，恐不遽变为胃实也。周氏曰：自利至清水，而无渣滓，明系旁流之水可知，痛在心下，口且干燥，其燥屎攻脾，而津液尽烁，又可知矣，故当急下，以救阴津，此解颇妥。中西惟忠曰：自利清水之清，当兴清谷清血之清，均为圊字看，始与色纯青文顺。饮热相并者，猪苓汤证是也。更出兼变饮邪搏聚。热并血分者，便血，及便脓血可刺证是也。

热在膀胱，即热结下焦之义，不是斥言净府，桃核承气抵当二条，可征也，然则便血亦大便血明矣。○阴之变阳，王履既曰：或有直伤即入，而寒便变热，及始寒而终热者。其言虽是，犹未明邕，如注家传经热邪之说，则辑义既辨其谬矣，或以为本篇热证。本系阳病，不必自变成，以其相似，仍对示之耳。然以承气三条言之，如口燥咽干，自利清水，犹可云尔，至腹胀不大便，则少阴岂有此证，其说不同从。有变为厥阴者，盖少阴之极，更有二端，阴阳俱败，以就暴脱者，有下利亡阴，而孤阳上燔者，如心中烦不得卧，咽痛咽疮，并系上焦燥热，故黄连阿胶，猪肤，苦酒诸汤，皆为润法，盖病既涉厥阴者也。此实悬料之言，然此诸方证，皆以润为主，不似变阳诸证之必要清凉者，知是亡阴虚燥，稍近厥阴矣。《医学读书记》曰：少阴阳虚，汗出而厥者，不足虑也。若并伤其阴则危矣，是以少阴厥逆，舌不干者生，干者死，斯言稍是，然似不知少阴之变为厥阴者矣。黄连阿胶汤，与栀豉一类，然此以润为主，盖以非邪热壅郁故耳。程氏曰：少阴之有咽痛，皆下寒上热，津液搏结使然，无厥阴撞气，故不成痹，但视气势之微甚，或润或解或温，总不用著凉药，此说颇当。盖治咽诸方，要是治标之法已，又劳瘵病极为咽痛，其理则一。徐大椿注苦酒汤曰：疑即阴火喉癣之类，为当。○猪肤，诸说不一，按仪礼聘礼，肤鲜鱼鲜，腊设扃鼎。注曰：肤，豕肉也，唯焬者有肤。疏曰：豕则有肤，豚则无肤，故士丧礼，豚皆无肤，以其皮薄故也。又《礼记·内则疏》曰：麋肤鱼醢者，麋肤，谓麋肉外肤，食之以鱼醢配之。今合考之，则肤是为肉之近外多脂者。古义了然，无庸别解矣。又钱氏，以熬香属猪肤，误。○苦酒汤，刀环，刀，即古钱，今犹传世，其形狭长，柄端有环，以安鸡卵，甚适好。

述厥阴病

厥阴病者，里虚而寒热相错证是也。其类有二，曰上热下寒，曰寒热胜复。其热俱非有相结，而以上热下寒，为之正证。提纲所揭，其义可见也，注家多混合为说，误矣。盖物穷则变，是以少阴之寒极，而为此病矣。其机既详于少阴中。然亦有自阳变者，少阳病误治，最多致之，以其位稍同耳。少阳邪壅胸胁，本病热在上焦。柯氏曰：少阳咽干，即厥阴消渴之机，胸胁苦满，即气上撞心之兆，心烦，即热之初，不饮食，是饥不欲食之根，喜呕，即吐蛔之渐，故少阳不解，转属厥阴而病危。厥阴病衰，转属少阳，而欲愈，如伤寒热少厥微，指头寒，不欲食，至数日，热除欲得食，其病愈者，是已。此说稍当，盖平素阴虚，上盈下亏者，多遽变厥阴。更有自阳明病过下者。开于阳明病中，又麻黄升麻汤条证，明系上热下寒，而云伤寒六七日大下后，则可知阳证过下，变为厥阴。盖彼条，其方可疑，其证不可疑矣。其为证也，消渴，气上撞心，心中疼热，饥而不欲食者，上热之征也。气上撞心者，邪火上迫所为，心中疼热者，懊憹之甚也，饥而不欲食者，以热壅上焦，故腹中虽饥不欲食，瓜蒂散证，亦有饥不能食，盖涎与热，其因虽异，其情则相似。食则吐蛔，下之利不止者，下寒之征也。下寒，谓中下二焦，杨氏所谓，热在上焦，而中焦下焦虚寒无热耳是也。《金匮》湿病，有丹田有热，胸上有寒之语，先君子错易寒热字，为之说曰。巢源，有冷热不调候，云：阳并于上则上热，阴并于下则下冷，而无上冷下热之证，其故何也？盖火性炎上，水性就下，病冷热不调，则热必浮于上，寒必沉于下，是所以无下热上冷之候也。凡误下之证，下焦之阳骤虚，气必上逆，则上焦之阳，反因下而成实，以火气不下行，故为上热下冷之证。此言诚发本病之理蕴，故今更拈于兹。又《岭南卫生方》载李待诏瘴疟论云：余观岭南瘴疾证候，虽或不一，大抵阴阳各不升降，上热下寒者，十盖八九，况人之一身，上焦属丙丁火，中焦戊己土，下焦壬癸水，上固常热，下固常冷，而又感此阳燠阴湿不和之气，自多上热下寒之证也，此亦一理，仍附存之。是寒热二证，一时并见者，故治法以温凉兼施为主，如乌梅丸，实为其对方。吐蛔之机，从欠详释，以意揣之，蛔去寒就温，故上入其膈，蛔在膈，故心烦，然膈上非蛔宜久留之地，故旋下于胃，故须臾复止，胃阳无权，虽得食徒增浊壅，故呕。而蛔亦随动，故又烦也，蛔闻食臭出者，言蛔为食入，而不安其所，复出上膈，乃势不得不从呕而出，此所以其人当吐蛔也。再按得食，似非谓食毕之后，或是及稍下箸，则呕又烦也，此为蛔闻食臭，而上出于膈之故。验之病者，往往为然。上说未必是，然提纲有食则吐蛔之语，姑两存之。○陶隐居曰：椒，去实，于铛中微熬，令汗出，则有势力。又当归，《本草》称温中而古方多用散寒，盖此方所用，亦取温散，且本病虚燥，特用姜附，殆畏其僭，故更配参归，是润养之功，亦自寓其中矣。干姜黄芩黄连人参汤，亦宜适用矣。此条不必谓本病正证，然其方固清上温下，故用治本病，屡见应验。喻氏曰：本自寒下，是其人之平素胃寒下利也。张氏曰：本自寒下，其人下虚也，并似未稳，要其讹脱不得强解，然大旨不过本是胃虚膈热，医误吐下，故热搏于上，而冷甚于下也，医复吐下之。复，当为反义读。黄元御曰：本自内寒下利，医复吐下之，中气愈败，寒邪阻隔，胃气更逆，脾气更陷，吐下不止，若食方入口即吐者，是中脘虚塞，而上焦有热，宜干姜黄连黄芩人参汤。干姜、人参，温补中脘之虚寒。黄连、黄芩，清泄上焦之虚热也，此说稍妥。又黄仲理曰：翻胃之初，亦可用止逆而和中也。柯氏曰：凡呕家夹热者，不利于香砂桔半，服此方而晏如。○更有上热下冷轻证，出兼变热郁，又滞下劳瘵痘疹等，其病之极，为上热下冷者，多难治。寒热胜复者，其来路大约与前证相均，而所以有胜复者，在人身阴阳之消长，与邪气之弛张耳。本篇第九条，汪氏注，以寒热胜复证，分为自愈、阳脱、阳复不及、阳复太过四等，殆为详核。魏氏则哂程氏胜复之说，多见其不知量矣。张兼善曰：阳极则阴生，阴极则阳生，此阴阳推荡，必然之理也。易云，穷则变，穷者，至极之谓也，阳至极而生阴，故阳病有厥冷证，阴至极而生阳，则厥逆者，有发热之条，凡言厥深热亦深者，乃事之极，而变之常，亦笃论也。○第七条，钱氏补复发热三日利止七字，其说甚精，或曰，按上下文，不必补而义自通，何者？云厥反九日而利，故承以凡厥利者云云，文脉相连接，盖食以索饼，而热来者，必在厥九日之后。是一日，后日脉之，即指其翌，是一日，旦日夜半愈，是一日，并为三日。故下文结云复发热三日，并前六日，为九日也。果如钱言，则冒首至三月利止，自为一截，殊觉语意重复，此说或有理。按此证食索饼后，分为三证，一为不发热而自愈，此胃气有守，不为食而泄，能食乃为佳兆；一为除中，暴热来出而复去；一为热来而续在者。钱注欠莹，故辑义引汪魏，以纠补之。儿氏曰：不发热，不字当作若，谬矣。○第十条，厥者必发热。程氏曰：厥必从发热得之，恐不然。轩熙曰：本经必字，多预决定日后之辞，此言为是，盖此章言热伏于内，而厥见于外之证，或有前厥者，是热先郁里，后日必热发于外，或有前热者，是热先外达，后日必热闭于内而厥矣。必发热，后必厥，二句是双关法，且既言厥当下之，则此厥，明属热郁所致，实以外厥之微甚，卜里热之浅深也。其证厥热各发，不一时相兼，故治法，方其发热，则用凉药，方其发厥，则用温药，调停审酌，始为合彻，倘失其机，必为偏害矣。秦氏《伤寒大白》曰：厥少热多，热不除必便脓血，可见热病回阴，阴证回阳，均怕过与不及是也。喻氏曰：按《厥阴篇》中，次第不一，有纯阳无阴之证，有纯阴无阳之证，有阴阳差多差少之证，大率阳脉阳证，当取用三阳经治法，阴脉阴证，常合用少阴经治法。厥阴病，见阳为易愈，见阴为难痊，据喻此说。本篇清凉诸方，恐其为阳胜而设，温补诸方，为阴胜而设也，唯中间有不必系本病者，岂不过以类隶之乎？○当归四逆汤条，钱氏柯氏注固是。或曰，此条之厥，当厥热胜复之厥，盖其寒本轻，但一时血气不通，仍致厥寒，而亦有热伏于内，故用姜附，则恐后日有喉痹口烂便脓血等之变，此所以别立一方主治之也，此说难从。又程氏曰：血虚停寒，不特不可下也，并亦难用温，盖虑姜附辈之僭而燥也，须以温经，而兼润燥和阳，却兼益阴为治。周氏曰：至通草，本经称其通利九窍，及血脉关节，则诸药亦得通草之功，破阻滞而散厥寒矣。两说亦失当，姑录备考。此厥阴病要领也。仲景举死证者，少阴特多，而厥阴反少，此理甚妙。人身以阳为重，厥阴则寒热相错，用药有所顾忌，然比之少阴之纯寒，犹有阳存耳。周氏载陈氏少阴厥阴之辨，其说欠核，故不录。要之上热下寒，与寒热胜复，均无所传，其唯阴阳和平，病当快瘳焉。

伤寒论述义
卷二终

卷　三

述合病并病

合病并病者，表里俱病是也。方其感邪，表里同时受病者，谓之合病；表先受病，次传于里，而表邪犹在者，谓之并病，合病则剧，并病则易，此合并之略也。此本于成氏，诸家所论，多失穿凿。徐大椿曰：同起者，为合病；一经未罢，一经又病者，为并病，亦为约当。张介宾曰：今时之病，则皆合病并病耳，可谓概论矣。

合病总有四证，曰太阳阳明，曰太阳少阳，曰少阳阳明，曰三阳是也。太阳阳明者，热盛于表，而势迫及里，里气扰动，下奔则利，上逆则呕，治发其表，则里随和矣。此证盖不胃实候见者，其称阳明，唯是指里气扰动而言。方氏曰：不下利，乃对必自下利而言，两相反之词，所以为彼此互相发明，斯说似要。又此病邪热颇剧，里气随扰，盖自非表实，不至如此，是所以不用桂枝汤，或下利，或呕，气机稍从内而泄，是所以不用麻黄汤，是以特有取于葛根乎？〇汪氏曰：成注，里气虚，即为不和，不可作真虚看。又曰：成注云，里气上逆而不下者，但呕而不下利，愚以其人胸中必有停饮故也。更有喘而胸满者，亦不过表实里壅也。中西惟忠曰：此虽邪实于胃，先发其表，然后下之者也，存参。太阳少阳者，太阳为轻，而少阳为重，故治取清热通壅。盖此证不敢用柴胡者，以病势下迫，邪不必郁本位，多用芍药者，亦取通壅也。阳明少阳者，少阳邪轻而阳明病重，所以下利者，犹是热结傍流，故治宜快药。考经文，似不必主大承气，然明理论，断为其所对，为当。此三证者，两位之病，不相均齐，故施治责其所重也。轩村曰：疫毒痢证治，不外于合病下利之机，善广其趣，则不假他求，而左右逢原，此言诚发千古之秘。盖本病亦参疫痢之理，则其义更昭矣，唯合病必更有数证，今大抵以下利为的，愚未达其故，且俟后考。三阳合病者，其证有二：其一，周身热炽，邪聚于阳明者为多，故主以白虎。《阳明篇》所揭是也。其一，邪聚于少阳者为多。《少阳篇》所揭是也。此说本于尤氏，曰：此条热之聚于少阳者，视太阳阳明较多矣，设求治法，岂白虎汤所能尽哉？考钱氏主以白虎，故尤有斯言，愚意恐是小柴胡加石膏所宜也。又风温，与此二证相似，详见彼条。此他，阳明中风，口苦咽干，与阳明病，脉浮而紧，咽燥口苦，证候恰合，而实系三

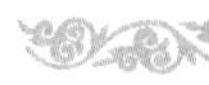

阳合病。据其脉候，则专于表者也，阳明中风，脉弦浮大，亦是三阳合病，而殆专于少阳者也，此合病要领也。《素问》所谓两感，即三阳合病已，朱氏以太阳中篇四逆桂枝条附，凑为说，殊属深误。故刘完素赵嗣真既有详辨，宜阅。三阴病，则其机虽各异，而其位相同，此所以无合病也。庞氏曰：三阳皆有合病，惟三阴无合病，此语为然，而李梴《医学入门》非之，反谬矣。

并病，仅有二证：曰二阳，曰太阳少阳是也。二阳者，太阳病发汗不彻，邪气进入阳明，而表证仍在者矣，治法先解其表，表解已而攻其里。此条窃有所考，今陈于下。曰：此当作三截看，盖示二阳并病，其等不同，条首，至如此可小发汗，是一截。此邪既属里，而表仅存者，故须小发汗，设面色缘缘正赤三句，是一截。此表热郁甚，故里气益壅，相并以为面赤，《阳明篇》所谓面合赤色者，即一类已，然此他见证，必有数端，殆意寓言外也。熏法，陈禀丘张苗并谓连发汗不出用之，是在汗法中最紧，乃其病之重可见矣。若发汗不彻，至条末，是一截。此比前证稍轻，不足言，犹未至言，与腹满不减，减不足言同义，此三字，当接下文为十字一句读，上文在表二字。《玉函》作不得越，以可互证。但烦躁之状，似病稍重，然乍在腹中，乍在四肢，恐未必烦愦躁扰之谓。尝疗一人，失汗表郁，兼以胃实者，胸腹搅刺，走注不定，正与此证吻合。汪氏曰：短气者，邪热壅而气促急也，但坐者，不得卧也，汗出不彻，营气不得条达，则脉涩，条辨以涩脉为血虚解，大误，此说是也。此三等证，强拟其方，则小发以桂枝，解之。据程氏用大青龙，发汗，据庞氏以麻黄而可欤。如《阳明篇》之桂枝麻黄二条，及桂枝承气条，亦是此证，其治则先表后里之法也。太阳少阳者，其二条俱用刺法，而其一条，为误下结胸，然如柴胡桂枝汤，实其正方，而柴胡桂枝干姜汤，其有所兼者也。少阳与阳明并病，则无见其称，然大柴胡汤，为其对方，而柴胡加芒硝汤，其奇治也，如阳明病，发潮热，大便溏云云，小柴胡汤证，亦即是已。此条是胃实，而邪犹存少阳者，其次条，是少阳而似胃实者。两条对示，乃与太阳中篇四逆条同例。此并病要领也，三阴无并病，理同合病，唯如太阳厥阴之桂枝四逆各施，及太阴之桂枝证，即是表热里寒相兼者，殆并病之变局乎？郑端友《全婴方论》论痫有半阴半阳合病，即言寒热相兼者。〇按：表里兼证之治，表热里寒，则先里而后表，何也？先实里者，恐脱候倏至，邪亦从陷也，里既实，而从事于表，亦不为迟，设先救表，则虚耗之阳，随汗益夺，岂望邪气外散耶？表热里实，则先表而后里，何也？先攻表者，恐表邪并入，里热壅重也，表既解，而从事于里，亦不为迟。设先攻里，则胃空邪乘，遂为坏病，岂望邪气内解耶？此仲景之明律也。〇六病正证之外，有表里证者，如葛根芩连汤、五苓散、桂枝人参汤等证，其类甚多，然叵谓之并病，仍不列于此。

述温病风温

温病者，热结在里，表里俱热证是也。即阳明病之一证。此病，前注为《内经》温病之义，间有谓为白虎证者，犹与彼强合。特王氏柯氏以为伤寒中之一证，惜辨征不核，今因演其说曰，《内经》所谓温病者，冬伤于寒，寒邪内伏，得春温而方发之谓也。本经三阳三阴，及中风伤寒等，其名则取之素难，而其证则自异，岂特至温病，既取其名，又并真证而取之乎？况全经本不有从时分病之说，则仲景所谓温病，为伤寒中之一证明矣。且考《素问·疟论》，以先热后寒为温疟，而仲景则以身无寒但热为温疟，以其有骨节疼烦，故加桂枝于白虎汤中，以清里发表，可见温病之温，与温疟之温，均是热盛之谓矣。温热互称，犹冷与寒。《素问》，春必温病，《灵枢》论疾诊尺篇，作春必生瘅热。《太素》，作春乃病热，又评热病论，其首节，说病温阴阳交，而仓公传则曰，热病阴阳交者死，又刺热病有五十九穴，而叔和则曰，治温病刺五十九穴，许氏《说文》曰，热温也，并可以征焉。此条冒头三字，盖揭示来路者，曰渴，曰不恶寒，俱是表解而里热之候，则发热，其初太阳翕翕之热，而今为阳明蒸蒸之热，然则与热结在里表里俱热，有何差别？愚故以为温病即白虎证之称谓也。〇温病条列之太阳者，亦犹小柴胡之例，然其非表证，而叙在篇首者，岂叔和据五十八难，徒执其名，以与中风伤寒，相为排比者欤。《伤寒例》第一节，辨列伤寒温病暑病等，其意可知矣，愚固不欲议撰次之得失，特于此条，则不能无疑也。其来必自太阳如少阳。其自少阳，所谓服柴胡汤已渴者，寓有其义，大抵白虎证，得之其人阳气偶扰，而邪气乘入，进热殊急者，今多见之。《经》所云，恐其机也，然亦未能无因误治而致者也。而毒邪暴进，直陷入里，内灼外熏，势如燎原，故其脉浮滑洪大。《吴医汇讲》薛雪曰：伤寒脉浮滑，此表有热，里有寒，表之热寒之用，里之寒热之体，言热病本于寒，寒既病而为热矣，则体用皆热也。汉之文法如此，是说盖本诸方氏，又《活人书》改作表里有热，而郭氏从之。汪氏亦曰：斯言乃为定论，然未免臆见。又黄氏据林氏，更有详论，文繁不录。其证，蒸蒸发热，自汗出，心烦大渴。白虎加人参汤，及五苓散条，所言烦渴者，参自余诸条，盖烦而渴之谓。成氏以为热渴，似不妥。舌上干燥，欲饮冷水，然不有燥屎搏结，唯是胃家焦烁，因立白虎汤，以清凉之。愚尝谓此汤妙在粳米，何也？凡物不惯于胃者，金石为最，物惯于胃者，莫如米谷，今用极不惯者，故配以极惯者，使其不损中土，如竹叶石膏汤桃花汤之粳米，厚朴麻黄汤之小麦，硝石矾石散之大麦粥汁，皆是也，详义见拙著《药治通义》第十卷。又石膏一斤碎下，当补绵裹二字，《厥阴篇》方中有之。陶隐居曰：凡汤酒膏中用诸石，皆细捣之如粟米，亦可以葛布筛令调，并以新绵别裹内中。如其自太阳误汗吐下，而加液乏者，加人参以滋养之。或曰，加人参汤证有二：其一，本方证，而更液乏者。其一，液虽不乏，其病稍轻，不耐本方者，佐人参以调停之，未知是否。又《千金》《外台》加人参诸条，一用本汤，恐非是，但白虎脉证，略于本汤，而反详于加人参汤，殆不无疑也。〇《太阳上篇》加人参条，汪氏曰：此条当是太阳证罢，转属阳明之证，其不入《阳明篇》者，以其服桂枝汤后之变证，且与上条，脉证相同，但加烦渴，用药霄壤，前贤著书，欲使后学悉心体认。设其失治，则胃津枯竭，遂不可救，其变或为胃实，而不敢为阴证也。白虎承气之别，在实之有无，则似不宜参为彼证，然在今验之，往往有之。况三阳合病，既有腹满谵语，则其理可见也。

风温者，温病之类证也，据脉阴阳俱浮，则似表有邪者，其证与三阳合病相近，治法亦恐白虎所宜也。此条难解，程氏注于文理为顺，然愚窃有疑，何则表里热盛，倘误汗之，必大伤律，恐不更至阴阳俱浮也。成氏以为伤寒发汗之后，方知其风温，是似于病理为顺，今就其义，别发一说，此言太阳病发汗，当解不解者，不特表有邪，而里既有热，其称之风者，犹风家风湿之风，即表有邪之谓。然则风温为温病之兼表者，故一条中并论之，然不啻汗后知之，自有认得真的，故下文先揭风温为病一句，而尽其证，若被下，若被火，从程氏，则是系温病误治，从成氏，则是系风温误治，未审何是。又成氏曰：先曾被火为一逆，若更以火熏之，是再逆也，盖本于《玉函》，程氏则以若火熏之，谬为体如烟熏，故以一逆再逆，为汗下等之误治。又汪氏疑小便不利字，然《太阳中篇》，有欲小便不得，反呕欲失溲之文，盖同例也。又此病，谓与三阳合病相近者，何也？彼曰脉浮大上关上，此曰脉阴阳俱浮，彼曰若自汗出者，又曰目合别汗，此曰自汗出，彼曰身重难以转侧，此曰身重，彼曰但欲眠睡，此曰多眠睡，鼻息必鼾，彼曰口不仁，此曰语言难出，彼曰遗溺，此被下曰失溲，但彼兼胃实，故有腹满谵语，其他则证证相合如此，殆一病而异其名者耳。义出蠡见，姑录俟识者。〇《总病论》，病人素伤于风至医杀之耳，本出《玉函》《脉经》不可发汗病中，风温之为病云云，全取《千金方》，但《千金》作温风之病，温风二字盖错。

伤寒论述义
卷三终

卷 四

述坏病

坏病者，误治之后，阴阳无复纲纪，证候变乱，难以正名名是也。巢源，有时气败候，曰：此谓病后余毒未尽，形候变转，久而不瘥，阴阳无复纲纪，坏病之义，得之益明。盖坏，崩坏也，犹墙壁之坏，不得言之墙壁，其证候变乱，难以正名者，不得已姑以坏病命之，非有他意。方氏曰：血气既惫坏。张志聪曰：自败曰坏。二说为失。方氏又曰：坏，言历遍诸治而不愈。此亦不妥，一误亦为坏病，不必历遍诸治，玩三若字自知，程氏柯氏所解极是。志聪又曰：已发汗则肌表之邪已去。此语亦有病，发汗违节，亦为坏病，且坏病中，有表犹在者，如桂枝加附子，去芍药之类是也。○《少阳篇》坏病条难解，脉沉紧，金鉴改作沉弦，然沉字遂不通。尤氏有说，亦欠稳贴，不录。其揭谵语一证者，岂唯谓邪转入里者乎？然从巢源削谵语二字，义似稍胜。柴胡证罢，似指小柴胡证罢，不必柴胡诸方不可用也。或得之误汗，或得之误下，或误吐，或温针，而营卫乖错，邪热沉渍，或著上焦，或迫血分，或阳气虚惫，或阴液竭乏，或水饮相搏，或湿热，内蒸，剧易缓急，种种不同，皆是因素禀强弱，宿疾有无，与误逆之轻重，而有异已。所谓汗后之汗漏动经，胸满悸筑，下后之结胸痞硬，协热下利，吐后之内烦吐食，火逆之惊狂奔豚之类，其证多端。不胜枚举。今就其情机，为之区辨，并诸兼证，以述于后，故兹不得详也。喻氏曰：阳明何以无坏病邪？曰，阳明之误治最多，其脉证固当辨别，但不得以坏病名之也。盖使汗下烧针屡误，其病亦止在胃中，原有定法可施，与坏证无定法之例，微有不协。钱氏曰：六经之中，仲景独以阳经之太少为言者，盖以在表之误治居多，在里之误治少也。且二经之表里虚实，疑似多端，难于察识，其误治独多，变逆尤甚，其害有不可胜言者。故特立此一法，以重其事也，学者其可忽诸。今考阳明不能无坏病，钱说为优，三阴亦不言坏病，盖其最罕有者矣。○《活人书》曰：盖为病中又感异气，变为坏病，此系谬读《伤寒例》。若更感异气，变为他病者，当依后坏病证而治之一语，赵氏有辨，未核。

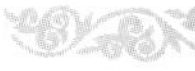

述兼变诸证

兼变者，兼挟变坏之谓也。仲景所立，唯是三阳三阴，今更设此目，岂不愆邪。曰：否，经虽分六病，而不特六病之正证，彼六病之所兼所变，皆具列于其中，倘不加甄辨，则至并正证而不能明。今设此目，即所以使学者于正证与兼变，能判然别白，然每证必称何病之类变，以见病之条理，不出于三阳三阴六者之外焉。曰：然则如漏汗动经之类，实系坏病，而今更揭仲景所未言之名者，何也？曰：坏病，是误治后变坏者尔，今斯诸证，有兼于未病之前者，有不经误治而变者，此所以不能题以坏病，而自立此名也。其分类者八：曰虚乏，曰热郁，曰饮邪搏聚，曰饮邪并结，曰血热、瘀血，曰热入血室，曰风湿，曰湿热、寒湿是也。火逆诸证，少余义可述，故阙焉不录。抑前注家，如钱氏尤氏及徐大椿，既分正变诸法，然冗杂无统，今不敢从云。

虚　　乏

虚乏者，气血虚乏是也。盖人身气血，相藉以荣养形骸，故气虚则血亦虚，血虚则气亦虚，然禀素或有偏胜，而误治亦有偏害，是以其证不一：有平素液少，不可径汗者；有平素虚弱，得病更加者；有发汗过多，及汗下错行，气血俱虚者；有汗下失度，胸中阳虚者；有误下中虚者；有误下下脱者；有大邪已解，胃虚生寒者；有大邪已解，胃虚生热者，皆病之属虚者。中间虽未必不变为阴证，犹未足言之真阴证，仍并类列于此。程氏曰：汗多亡阳，夫人知之矣，然人身之阳，部分各有所主。有卫外之阳，为周身营卫之主，此阳虚，遂有汗漏不止，恶寒身疼痛之证；有肾中之阳，为下焦真元之主，此阳虚，遂有发热眩悸，身瞤动欲擗地之证；有膻中之阳，为上焦心气之主，此阳虚，遂有叉手冒心，耳聋及奔豚之证；有胃中之阳，为中焦水谷化生之主，此阳虚，遂有腹胀满，胃中不和，而成心下痞之证。虽皆从发汗后所得，在救误者，须观其脉证，知犯何逆，以法治之，不得以汗后亡阳一语混同。此说出生姜泻心汤下，殆觉精凿。内藤希哲有三焦各有阳虚有阴虚之论，盖本此。

有平素液少不可径汗者，何盖其人纵有可汗之证，倘平素血液亏乏者，要须顾虑，放胆施治，必致变败，如身疼痛尺中迟，即其明律也。柯氏曰：脉浮紧者，以脉法论，当身疼痛，宜发其汗，然寸口虽浮紧，而尺中迟，则不得据此法矣。尺主血，血少则营气不足，虽发汗，决不能作汗，正气反虚，不特身疼不除，而亡血亡津液之变起矣，此解亦约核。如禁汗六条，俱系验之宿疾之法，咽喉干燥，上焦液少者也。咽喉，津液上潮之道路，人曾有某故如《金匮》所叙，肺萎所因之类，乃为干燥。钱氏专属少阴，似拘。尤氏曰：若强发之，干燥益甚，为咳，为咽痛，为吐脓血，无所不至矣。淋家，下焦津干者也。成氏曰：膀胱里热则淋，反以汤药发汗，亡耗津液，增损一作益。客热，膀胱虚燥，故小便血，疮家，躯壳血乏者也。疮家，盖谓金疮家，此躯壳血乏，其得伤寒，倘过汗之，筋脉益燥，遂为痓病，与破伤风，其由稍异，但下条有亡血家，乃似相复矣。然《金匮》亦有亡血与身有疮对待者，亡血，言血从内亡，此血从外失也。考疮，古疮痍之义,《说文》曰：刃，伤也，从刃从一，创，或从刀，仓声。大徐曰：今俗别作疮，非是也，据此，平脉法，以手把刃，坐作疮也。《金匮》，若身有疮，被刀斧所伤亡血故也，并可与本条互征矣。疡肿古亦或用创字，盖假借也。衄家，血燥于上者也。脉急紧，尤氏以为寸口脉，非是。亡血家，血亡于内，而外随虚者也。张志聪曰：此言吐血便血，及妇人崩淋亡血者，是，又下后发汗振寒脉微细，其机相似。汗家，液竭于表者也。张志聪曰：夫汗家则虚其水谷之精矣，中焦之津液，入心化赤而为血，下挟膀胱，而运行于肤表，水谷之津液虚，而重发其汗，则上动心主之血液，而恍惚心乱矣，下动膀胱之所藏，则小便已而阴疼矣，此方失薄，或有配合。又伊泽信恬曰：此条，考前后诸条，亦系禁汗之例，不须自主一方，盖与禹余粮丸数字，衍文也，两说似有理。此六者，血液所亏之处各异，故过汗之变，亦各殊矣。盖此诸证，皆阴虚阳亢，剧则必益燥热，不敢变为阴矣，但液少之人，其得表证，倘不发汗，恐无邪解之日，乃当别设关防，是在活通已。汪氏所拟诸方，小建中汤，黄芪建中汤，最似切当。魏氏于疮家，处葛根芩连汤，亦似当。考《外台》范汪论，黄帝问于岐伯曰：当发汗，而其人适失血，及大下利，如之何？岐伯答曰：数少与桂枝汤。使体润漐漐汗才出，连日如此，自当解也。今更审经文，有麻黄证兼虚，姑用桂枝者，则此诸条证，或宜遵用，他如栝楼桂枝汤之兼润，桂枝加芍药生姜人参新加汤之兼补，亦必有适，如桂枝加附子汤，或宜汗家；如阳旦汤之兼凉，或宜血分燥热；如竹叶汤之清温合用，或宜阳虚液燥。盖后贤方法，亦须临时酌用。《金匮》曰：夫病痼疾，加以卒病，当先治其卒病，后乃治其痼疾也。然则此等诸证，亦重在逐邪，但其不宜不顾虑，最要活意变通，岂是仲景之所以不定一方乎？如张倬伤寒兼证析义，可谓徒求之筌蹄之末，而毫无裨实际者也。

有平素虚弱，得病更加者，何？如小建中汤证，其人胃中虚燥有寒，得病更甚，一则二三日，一则少阳病，而见其候，俱用此方，以温建中脏。腹中急痛条，就汪注考之，其不举少阳证者，盖省文也。此里寒为少阳之邪所鼓动，故腹中急痛，治法先用此方，亦犹先与四逆之意，而痛未止者，里寒虽散，而邪气犯胃所致，故换以小柴胡乎。〇陶氏曰：方家用饴糖，乃云胶饴，皆是湿糖如厚蜜者，建中汤多用之，其凝强及牵白者，不入药。〇仲景温养中焦之剂，建中理中，实相对设，建中主润，理中主燥，而俱取救阳矣。其人胃津不足，阳虚生寒者，建中以和液而温中，胃气不足，阴寒内盛者，理中以逐湿而散寒，盖温养之法，实不能出二方之范围也。如炙甘草汤证，素常上焦液乏，而不能任邪者，故主此方，以滋养之。脉结代，不是二脉兼见，要不过歇止之谓。成氏曰：心中悸动，知真气内虚也。汪氏曰：悸，心动也，心中动悸，则知营血内虚，真气已馁，而藏神不宁也，并是以悸为心动之悸，与《金鉴》不同。据《玉函》殆可备一说。又《金鉴》心下筑筑云云，心下字不妥，当是虚里膻中动筑。此方，《金匮》附方，载治虚劳，又治肺萎，俱足见其润养之功，且经中药之浓煮者，莫如本汤，及桂枝加芍药生姜人参新加汤，岂陶氏所谓补汤欲熟之义欤。张氏《类经》论虚里跳动，以纯甘壮水之剂，填补真阴，其说甚精，以足发此方之理，宜参。又《医学入门》曰：十全大补汤，十四味建中汤，一切峻补之剂，皆自理中建中四逆等汤而变化之也。单甘草汤，滋阴降火汤，生脉散，补中益气汤，一切滋补之剂，皆自炙甘草汤，而变化之也。如阳明病无汗，身如虫行者，亦素虚所致也。赵氏曰：虫行皮状者，即经言身痒是也。久虚者，以表气不足，津液不充于皮肤，使腠理枯涩，汗难出也，此亦一说。《四十八难》曰：痒者为虚。

有发汗过多，及汗下错行，气血俱虚者，何？如甘草干姜汤，芍药甘草汤证，是气血素亏，今依过汗，更益虚乏，而其证各见，故药亦别行，先救其阳，后救其阴。成氏曰：《内经》云，辛甘发散为阳，甘草干姜相合，以复阳气。又曰：酸以收之，甘以缓之，酸甘相合，用补阴血。如芍药甘草附子汤证，亦气血俱虚，而其病颇重，既变少阴，治宜急救，故单捷之剂，以双补之，如桂枝加附子汤证，汗多亡阳，筋脉津燥，其表未解，脱势亦剧，故用此方，复阳敛液。《圣济》治产后荣血虚损，汗出日夕不止，形体困怠，附子汤，于本方，加生干地黄。如桂枝加芍药生姜各一两人参三两新加汤证，亦是汗后虚燥，其邪已除，脱势梢缓，故治取渐救。新加之名，注家多费曲解。特程氏曰：新加人参，而倍姜芍，因知新加字，专为人参而言。盖芍姜本方固有，而人参本方所无，故彼但言加，此言薪加，以为其别也。山田正珍说亦然，或执桂枝加大黄汤，以驳此说，则拘矣。此二方并亦双补，而专救阳者也，如大青龙汤之逆二证，俱不出桂枝加附子，芍药甘草附子汤之法，而厥逆筋惕肉瞤，乃其重者也。此与真武证，其机似不同，如遵张介宾法，则六味回阳饮，为其对治矣。如脉浮数下之，身重心悸证，即误下致虚，与过汗同辙者也。程氏曰：津液下夺，则机关不利，故身重，津液下夺，则不能上奉，故心悸，所恃表气未虚，津液不至全亡，只是要和之。盖阴生于阳，阴液耗者，阳气必不可重亏也，表里实，则津液自和，不过养正而邪自除之意，按尺中以候阴，故程氏有此解也。如太阳病，先下复发汗，因致冒证，其病本轻，故汗下失序，而气血俱虚矣。此条，为汗下先后之例而设，以臆测之，此本兼有表里证，医以里为急，而先下之，后见表仍在，以发其汗，然被下之际，表邪不陷，亦似表里之热，从汗下解，乃知其病俱轻，但以汗下过当，与先后失序，而致表里俱虚也。如下后发汗，小便不利，是幸不至变坏者也。此等虽经逆治，能无他变者，其人胃气本强也。○下后发汗，振寒脉微细，及干姜附子证，俱是既属少阴，故不列于斯。如汗吐下后自愈者，亦不甚虚，且邪既清解，所以勿药也。汪氏曰：此亦是当汗而汗，当吐下而吐下，故有阴阳和而自愈之日，非误用汗吐下药者所能比也。轩村曰：此条与辨脉法相发，云，病有不战不汗出而解者，何也？答曰：其脉自微，此以曾经发汗，若吐，若下，若亡血，以内无津液，此阴阳自和，必自愈。故不战不汗出，而解也是也。且下条亦云亡津液，则亡血，是诸失血之谓，而亡津液，总汗吐下亡血之词，亦通。

有汗下失度，胸中阳虚者，何？如桂枝去芍药汤证，因误下胸虚，邪气乘入，以为胸满，故去芍药，然表邪犹在，故用桂散表，亦扶其阳，虚稍甚者，加附子救之。脉促者，以邪著在高乎，《金匮》气分，心下坚大如盘，边如旋杯，水饮所作，桂枝去芍药加麻黄细辛附子汤主之。又《千金》桂枝去芍药加皂荚汤，治肺痿吐涎沫，并与本方同趣。盖芍药，腹满用之，而胸满忌之者，以其味酸涩泥膈乎。尤氏曰：去芍药者，恐酸寒气味，足以留胸中之邪，且夺桂枝之性也，近是。〇微恶寒，《千金翼》亦脱恶字，考此证，上篇末条中亦有之，乃似阳虚之验，然未审何故。《金鉴》曰：当是汗出微恶寒，若无汗出二字，乃表未解，无取乎附子也，此说不必。如桂枝甘草汤证，是过汗胸虚，然其邪既解，虚亦为轻，故治宜小方，而师试令咳条，其病加重者也。成氏曰：发汗多亡阳，胸中阳气不足者，病人手叉自冒心，师见外证，知阳气不足也。又试令咳，而不即咳者，耳聋也，知阳气虚明矣。耳聋者，阳气虚，精气不得上通于耳故也。按《灵枢·决气篇》曰：精脱者耳聋。

有误下中虚者，何？如桂枝人参汤证是也，此数下胃虚，邪气内陷，协热下利，故治取双救，盖殆欲属阴者矣。脉沉滑者，协热利，及《阳明篇》协热便脓血，并似言里热，与此条异义。《伤寒例》内虚热入，协热遂利，亦然。〇此方，桂独后煮，犹是附子泻心汤，附子后内之意，与他桂枝诸方，其例自异，徐大椿说为胜。

有误下下脱者，何？如赤石脂禹余粮汤证是也，此二三下之，下焦不约，以为泻利，故治取收涩，桃花汤之类证也。程氏曰：下脱上结，理中反成堵截，上下二焦，无由交通，所以利益甚。钱氏曰：谓之益甚者，言药不中病，不能止而益甚，非理中有所妨害，而使之益甚也，按钱说似优。要之此条设法御病，就变示例，言误下之后，下利不止者，有冷热不调，宜用泻心者；又有胃气虚寒，宜用理中者；又有下焦滑脱，宜用收涩者；又有泌别不职，宜用渗利者，证有数等，不可一概也。〇此方，分温三服，本草图经引，作分再服，似是。

有大邪已解，胃虚生寒者，何？如厚朴生姜半夏甘草人参汤证，汗后胃寒，虚气壅滞者也。此证不必有停饮，其用半夏，盖犹茯苓四逆用茯苓之意，如千金大半夏汤之类，温泄寒胀诸剂，皆自此方脱胎。〇《鸡峰普济方》殿中丞郭中妹十岁，病腹色不变，按之而大不陷，心腹下痞满，得之因取转数多，病已月余。北按《甲乙经》云：三焦胀者，气满于皮肤中，壳然不坚，遂与仲景厚朴生姜半夏甘草人参汤，小其服，凡经二十日，胀消而已。如病人脉数而反吐证，汗多胃虚气逆者也，如病人有寒，发汗吐蛔证，宿寒为阳虚而加者也。此证，难必言邪解，姑列于斯。盖素有寒人，偶得外感，宜用桂枝人参汤，及桂枝汤加干姜之阴旦汤之类。〇《玉函·辨发汗吐下后病》中有一条，曰：发汗后身热，又重发其汗，胸中虚冷，必反吐也。《千金翼》同。胸中，作胃中，疑是经文之遗也。如差后理中丸证，亦胃虚寒者也。差后诸证，详开于后，然以情机相似，斯举其概，下仿此。盖此诸证，尤与太阴少阴，相近似焉。

有大邪已解，胃虚生热者，何？如太阳中篇误吐两证，俱胃中液燥，虚而生热者也。钱氏以腹中饥，口不能食，及不喜糜粥，欲食冷食等，为胃冷所致，恐不然，朝食暮吐，即暮食朝吐之互词。成氏曰：晨食入胃，胃虚不能克化，即知至暮胃气近里，与邪气相搏，则胃气反逆，似拘。〇此证，盖橘皮竹茹汤，或千金竹叶汤之类，所宜取用，如单从驱饮，恐不相对。如差后竹叶石膏汤证，病后胃液不复，虚热上逆者也。此种证状，误汗误下后，并多有见，愚著广要中详之，宜检。

热　郁

热郁者，邪热入里，不与物相得，唯郁著各位者是也，其证不一：有表未解，膈有热者；有表既解，热灼膈间者；有心下热结者；有肠中热壅得，皆是少阳之类变尔。盖热偏在一处，故不耐白虎之大寒，且其无所得，亦非吐下所适，是以制苦寒之剂，而为之治矣。更有上热下冷轻证，并隶于斯。

有表未解，膈有热者，何？如葛根黄芩黄连汤证是也，此表未解，故汗出，热犯上焦，故喘。言喘而汗出，其汗似为喘而出，然推其病，恐不然。且热势并及经下之胃，故利遂不止，所以不用桂者，恐碍里热也。此方，移治滞下有表证，而未要攻下者，甚效。《内台方议》曰：又能治嗜酒之人热喘者。又《千金》治夏月伤寒，四肢烦疼发热，其人喜烦呕逆，剧切祸祟，寒热相搏，故令喜烦，七物黄连汤，于本方，加茯苓、芍药、小麦。《圣济》治胃实热，烦渴吐逆，葛根汤，于本方，去黄芩，加半夏、生姜、竹茹。

有表既解，热灼膈间者，何？如栀子豉汤证是也，太阳病误汗吐下，邪气乘入，或阳明病下早，热迸于上，俱能致之。盖不比结胸之邪藉物实，啻是邪热熏灼上焦者耳，其为证也，曰虚烦不得眠，此其轻者也。虚烦之虚，恐非阳虚之义，盖是心腹无实结之谓，即对结胸及胃实之硬满而言。厥阴篇，下利后更烦，按之心下濡者，为虚烦也条，柯氏注甚晰，此证郁灼犹轻，故未至懊侬也。曰反覆颠倒，心中懊侬，此其重者也。张锡驹曰：即不得眠之甚，而为之辗转反侧也，按心中懊侬，为栀豉正证，阳明及结胸，并亦有之，然别有真的。曰胸中窒，此其郁稍甚者也。徐大椿曰：烦热且窒，较前虚烦等象为稍实，按上条言发汗吐下后，此条言汗下不言吐，想吐最虚胸，故吐后邪陷，则不至此郁甚乎？否则承上而省文也。○烦热，即虚烦不得眠之互词。考烦，本热闷之义，故三阳皆有烦者，又假为苦恼难忍之貌，如疼烦烦疼之烦是也，如少阴厥阴之烦，亦是也。成氏误以烦热为表热，以烦疼为热疼，至《闵氏明理论删补》则引蛔厥之烦，以驳成氏曰，烦者，不能安静之状，较躁则稍轻焉，可兼寒热而论云云。其说颇辨，然犹未为当。曰心中结痛，此其郁最甚者也。徐大椿曰：结痛更甚于窒矣，按此以大下，邪激聚胸，故为结痛，其不言汗吐者，以吐最虚胸，发汗亦有外疏之意，故不至此郁甚乎？否则亦是省文者也，又此证最疑于结胸，唯心下硬濡为分。盖轻重虽不同，而情机则无异，故均主栀子豉汤，以凉解之矣。此方，为凉解胸中郁热之正剂，栀子苦寒，能清热毒，与芩连相近，而服之必恋膈，是以清上之功，最其所长，故以为君。后人用治胸脾，亦此意也。香豉，本草称味苦寒无毒，又杀六畜胎子诸毒，《金匮》治中毒，多用此者，并足以见其亦为清凉之品。况其臭烈，况膈殊甚，故住栀子之力，久留胸中，是以二味相得，而能为对证之方矣。本草豉条，陶隐居曰，好者出襄阳钱塘，香美而浓，然古者臭香互称，香豉之香，恐非芳香之谓也。按以臭为香，训义反覆用之，见郭璞方言注。抑本汤之非吐药，既有详辨，且吐本涌实，今此证无物相得实，何用吐为，是其理最彰著矣。○崔氏黄连解毒汤，为清膈之神方，实自栀子豉汤变来者也。其烦热，身热不去，及其外有热，手足温等，并内热外熏之候，非表未解也。此诸证，成氏注为妥，宜参。注家或以为表未解，又以发汗有用豉者，遂以上方为兼微汗，恐不然。至其有兼者，如栀子甘草豉汤证，是胃气不足，故少气也，如栀子生姜豉汤证，是热迫其饮，故呕也。此与小柴胡之呕相似。如栀子厚朴汤证，是下后兼胃气壅滞，以为中满者也。此方不用豉者，岂畏其泥恋助壅乎。如栀子干姜汤证，是丸药大下，兼中焦生寒者也。此条文略，姑就方意考之，当是他有胃寒证候，要邪本不剧，故被误治，不至大逆，故烦既微，而胃寒亦轻，是以仅须栀子干姜而足矣。○王氏以丸药为神丹甘遂，当考。此二证，即系虚实之分矣，如枳实栀子汤证，盖栀子厚朴汤之一类也。

有心下热结者，何？如大黄黄连泻心汤证是也，此邪热乘误下之势，入而著心下，以为痞者，唯其无饮，故按之濡，然郁结稍重，故芩连之凉，兼以大黄，而麻沸汤泡用，盖意在疏泄，而不在峻利矣。脉浮而紧，而复下之，紧反入里，则作痞，按之自濡，但气痞耳，盖言此证痞证因饮结者，必云痞硬。此并云濡，以为其别，且气痞也，之称，似言但是热结，而非饮结。方氏以本方证，次彼条后曰，此申上条，言脉以出其治，脉见关上者，以痞在心下也，以气痞而濡，所以浮也。然痞之濡，由热聚也，故用黄连清之于上，聚虽气也，痞则固矣，故用大黄倾之于下。此说稍允，又成氏曰：以麻沸汤渍服者，取其气薄，而泄虚热。尤氏曰：成氏所谓虚热者，对燥屎而言也，非阴虚阳虚之谓，盖热邪入里，与糟粕相结，则为实热，不与糟粕相结，即为虚热。本方以大黄黄连为剂，而不用枳朴芒硝者，盖以泄热，非以荡实也。周氏曰：以麻沸汤渍之，其气味之出，轻而且活，以大力之体，为轻清之用，非圣人其孰能之，二说亦似是。○钱氏辨承气，陷胸、十枣及此汤之异，当并考。如附子泻心汤证，是前证而兼表阳虚者，其病表里异情，故治亦凉温并行焉。此条，钱氏以命门虚为说，近凿。尤氏曰：此即上条，而引其说，谓心下痞按之濡，关脉浮者，当与大黄黄连泻心汤，泻心下之虚热，若其人复恶寒而汗出，证兼阳虚不足者，又须加附子，以复表阳之气，乃寒热并用，邪正兼治之法也。又曰：此证，邪热有余，而正阳不足，设治邪而遗正，则恶寒益甚，或补阳而遗热，则痞满愈增。此方，寒热补泻，并投互治，诚不得已之苦心，然使无法以制之，鲜不混而无功矣。方以麻沸汤渍寒药，别煮附子取汁，合和与服，则寒热异其气，生熟异其性，药虽同行，而功则各奏，乃先圣之妙用也，此解甚觉精畅。又大黄附子汤，寒热融和，自为温利，宜分别看。○中西惟忠曰：此方煮附子，不言水率，疑是脱文。

有肠间热壅者，何？如白头翁汤证是也，此热壅下迫，故为下重，盖与肠澼同局者矣。先兄曰：白头翁汤，治热利下重，意在于清下焦之热，缓其窘迫，仍以白头翁，凉肠热为君，秦皮亦清热利窍，俱合之黄连檗皮，清利以泻之。盖热毒之气，客于下焦，欲便不能，重滞以迫于后窍，故其方非治下焦肠滑之比，而注家执苦以坚之之语，可谓昧矣。

有上热下冷轻证者，何？盖上热下冷，实厥阴之机，然更有未至其甚，犹属少阳之类变者，此所列是已，如栀子干姜汤证，是自误下而变者也。说见于上。如黄连汤证，是从素有之寒热，而膈胃异病者也。此方，自半夏泻心变来，然彼冷热在一位而相结，此冷热异其位，故彼则要药性温凉混和，所以再煎，此则要温凉各别立功，所以淡煮而不再煎。尤氏曰：此盖痞证之属，多从寒药伤中后得之。本文虽不言及，而其为误治后证可知，故其药亦与泻心相似，而多桂枝耳，此说非是。○此方，愚常用治霍乱吐泻腹痛，应效如神，盖以其逐邪安正，能和阴阳也。

饮邪搏聚

饮邪搏聚者，水饮蓄聚，与邪相搏是也。大抵其人有宿水，或因邪而发动，或以误而势长，更有得病新成者，其停潴多在心下胃脘之分，然泛漫上下，不凝结一处，其类凡四：有犯上焦者，有壅中焦者，有属表分者，有兼阳虚者，就中节目亦多云。

有犯上焦者，何？如小青龙汤证，是表实，而宿饮被邪鼓激，以犯其肺者也。柯氏曰：水气蓄于心下，尚未固结，故有或然之证，若误下，则硬满而成结胸矣。○徐大椿于小柴胡加减法，辨五味子干姜同用之理，考吴绶既有其说，并似未核。又半夏，汤洗令滑尽，陶氏有详说，曰：不尔戟人咽喉，又曰，凡方云半夏一升者，洗毕秤五两为正。《医心方》，引苏敬云：半夏一升，以八两为正。小岛尚质曰：以药升平之，半夏一升，当今二钱三分一厘四丝，五两，当今一钱七分六厘。陶说似优。如喘家，及桂枝加厚朴杏子汤证，是表虚，而饮邪相得者也，俱系太阳病有所兼者矣。如麻黄汤、大青龙汤、及葛根芩连汤，其喘俱为脉证，邪散而喘定，故不在此例。如麻黄杏仁甘草石膏汤证，是表既解，而饮热迫肺者也。成氏以此条，与葛根芩连汤相对，为邪气外甚，非是，盖此汗出，殆里热外熏所致耳。且考其方意，与小青龙加石膏，越婢加半夏，厚朴麻黄等汤，实系一辙，则知是饮热相薄之证矣。注家止为肺热者，亦未是也，盖麻黄与石膏同用，则相藉开疏水壅也。〇方后，本云黄耳杯，汪说难信，或曰，此传写有讹脱，当是本云麻黄汤，今去桂枝，加石膏。如发汗后饮灌而喘，是新水所致也。汪氏又主麻黄汤，亦不确。

有壅中焦者，何？此证之水，多自宿昔，而有太阳所兼者，有里热所挟者，有表里无热者，太阳所兼，更有差别，如桂枝加茯苓术汤。今削去桂及白字。茯苓甘草汤二证，是表有邪，里有水，然两者不相搏唯饮为邪所动者，而加苓术证为重，苓甘证为轻。此二证俱无烦渴，即里无热之征，其轻重，则玩本文自知，加苓术条无汗证，《明理论》以为水饮不行，津液内渗之候。如五苓散证，是表有邪。而热更入里，与水相得，或为下滞，或为上逆，故外有太阳脉证，内有烦渴，小便不利，及水入则吐等候。然里重而表轻，故治专利水，而旁发其汗。脉浮微热消渴，与脉浮数烦渴，及水逆，自有轻重，然其机相同，故其治则一。或曰，五苓散之证之方，亦犹《金匮》随其所得而攻之之义。柯氏《金鉴》注意似然，但未了。又先兄曰：泽泻行水，与茯苓猪苓相类，然五苓散，用术与二苓，各十八铢，特至泽泻，多一十二铢者，何？盖其质轻清，性味俱转，故多用之，二苓藉其力，更能行水，此说确当。又《岭南卫生方》曰：五苓散用桂，正如小柴胡用人参，大承气汤用厚朴，备急丸用干姜之类，欲其刚柔相济，亦存攻守之意也。故方书谓：五苓散无桂，及隔年者，俱不可用。近者铺家，有去桂五苓散，不知者，为其所误。如去桂而入参，却谓之春泽汤，治燥渴有效，此说非也，但本方移治杂病，则桂之用，在温散，而能助渗利之力矣。〇陶隐居曰：方寸匕者，作匕正方一寸，抄散取不落为度，按据中平三年虑傂铜尺，汉一寸当今七分六厘。又先友狩谷望之曰：白饮，即煮米泔也，《齐民要术》煮粮条云，折米白煮取汁，为白饮，此可以证。里热所挟者，如猪苓汤证是也。此邪气入里，与饮相并，以为哄热，故渗利之品，兼以凉润，且其水并停下焦，不特中焦，盖是阳明之类证。以其有水，不为胃实也，《金匮》曰：诸病在脏，欲攻之，当随其所得而攻之，如渴者与猪苓汤，余皆放此。尤氏曰：无形之邪，入结于脏，必有所据，水血痰食，皆邪薮也，如渴者，水与热得，而热结在水，故与猪苓汤，利其水，而热亦除。若有食者，食与热得，而热结在食，则宜承气汤，下其食，而热亦去，若无所得，则无形之邪，岂攻法所能去哉？此解极窍，仍更表之。又成氏注《阳明篇》本方条曰：此下后客热，客于下焦者也，邪气自表入里，客于下焦，三焦俱带热也，云云。盖此证之水，并停中下二焦，成氏之言，不为不当，若在后世注家，专以为下焦之药，然如渴心烦不得眠等，皆热在中焦。而上熏之候，则其说难从。表里无热者，如发汗后水药不得入口，及厥阴茯苓甘草汤证是也。茯苓甘草汤，一方二用，此桂但取温散，犹杂病五苓散之意，又《太阳中篇》末条证，与此似同。然冒以太阳病，似不必表里无热者。

有属表分者，何？如文蛤散证，是冷水潠灌，水邪郁表，故主以驱散之剂。此条，从柯氏作文蛤汤，证方始对，且《金匮》渴欲得水，而贪饮者，岂发散所宜，一味文蛤，自似切当，盖其方互错也。如牡蛎泽泻散证，是水气外溢，其病在下，故治从内，并得病后新成者也。

有兼阳虚者，何？此其人素虚饮停，今因误治，阳更虚，而饮亦动，其证轻重不同，如茯苓桂枝甘草大枣汤证，其病轻，而饮停下焦者也。此方多用桂者，以泄奔豚气也，甘烂水，要取不助水势，灵枢半夏汤，以流水千里以外者八升，扬之万遍，取其清五升煮之，其揆一也。如茯苓桂枝术甘草汤证，其病重，而饮停中焦者也。方氏曰：心下逆满，伏饮上溢，抟实于膈也，气上冲胸，寒邪上涌，挟饮为逆也。动经，伤动经脉，振振奋动也。盖人之经脉，赖津液以滋养，饮之为物，津液类也，静则为养，动则为病，宜制胜之，云云。尤氏曰：此伤寒邪解而饮发之证，饮停于中则满，逆于上，则气冲而头眩，入于经，则身振振而动摇。《金匮》云：膈间支饮，其人喘满，心下痞坚，其脉沉紧。又云：心下有痰饮，胸胁支满，目眩。又云：其人振振身瞤剧，必有伏饮是也。发汗则动经者，无邪可发，而反动其经气，故与茯苓白术，以蠲饮气，桂枝甘草，以生阳气。所谓病痰饮者，当以温药和之也，愚谓此条止脉沉紧，即此汤所主，是若吐若下，胃虚饮动致之，倘更发汗，伤其表阳，则变为动经，而身振振摇，是与身瞤动振振欲擗地相同，即真武所主也，盖此当为两截看，稍与倒装法类似。又钱氏注，伤寒本当以麻黄汗解云云。然此证，误汗之变，遽至动经，则其本为桂枝证，亦未可知，盖伤寒二字，不须拘执。又其方专取利水以健胃，与甘枣汤有小异，金鉴以中焦下焦为辨，其说为协。如太阳篇真武汤证，其病最重，而与术甘证，其机相近者也。此条，唯尤氏以为兼水饮，然其说迂而不切，愚谓此证虚阳外越，故发热，阳虚饮动，故心下悸，饮阻清阳，故头眩，经脉衰弱，为饮被动，故身瞤动，振振欲擗地，其用此方者，以扶阳利水也。此身瞤动，与大青龙变肉瞤殆异矣。如伤寒吐下后发汗，虚烦脉甚微，久而成痿，亦是术甘汤证，而经日失治者也。方氏曰：此申苓桂术甘汤，而复言失于不治则致废之意，彼条脉沉紧，以未发汗言也，此条脉甚微，以已发汗言也。经脉动，即动经之变文，惕，即振振摇也，大抵两相更互发明之词。久，言既经八九日，若犹不得解，而更失于不治，则津液内亡，湿淫外渍，必致两足痿软，而不相及也。尤氏曰：心下痞硬，胁下痛，气上冲咽喉，眩冒者，邪气抟饮，内聚而上逆也。内聚者，不能四布，上逆者，无以逮下，夫经脉者，资血液以为用者也。汗吐下后，血液所存几何，而复抟结为饮，不能布散诸经。今经脉既失浸润于前，又不能长养于后，必将筋膜干急而挛，或枢折胫纵，而不任地，如《内经》所云脉痿筋痿之证也，故曰：久而成痿，两说并觉详密，盖虚烦是阳虚所致，与建中之烦相近，而与栀豉之虚烦不同。〇按：苓桂二汤证，注家多单为阳虚，辑义援《金匮》以确其为淡饮，今又以真武证，为同一情机，特似牵凑，然反覆申熟，理不得不然也。

饮邪并结

饮邪并结者，水饮与邪，相并顽结是也。亦是素有澼饮，或因误治而并，或不因误而并，其结在胸中者。有结胸，有脏结，有胸有寒，在心下者，有热实，有冷热不调，要皆凝固一处者也。饮在胸膈者，多是稠涎。在心下者，多是稀水。治有紧慢，亦未可不由此也。

结胸者，何？饮邪相结，以盘踞胸堂，遂及心下是也。《明理论》曰：所谓结者，若系结之结，不能分解者也。盖阳明病之类变，而其证更有等差，如大陷胸汤所主，膈内拒痛，心中懊恼，心下因硬者，其正证也。拈膈痛者，仅一条，然既名结胸，则其义自寓焉。其来多因太阳病误下。病发于阳，而反下之，热入因作结胸，及大陷胸汤条，其义可见已。但此所谓阴阳，殊为难解，张氏既疑之，秦氏《伤寒大白》以为表热之轻重，亦未畅，轩村尝谓。此盖虚实已，当时不详其说，今推之意，盖言就太阳中，分其人虚实，其人实有饮，邪激甚，故作结胸，其人虚有饮，邪激微，故作痞，所释如是，亦颇觉稳贴。〇《金鉴》以数则为虚句为剩文，愚谓当并动则为痛句从删，动数之动，宜泛讲，盖与脉数急者为传也之急字一例。亦有不因误下者，心下痛按之石硬，其证稍重。伤寒十余日，热结在里条，亦是也。其揭大柴胡者，以彼证亦有心下急痞硬等，与结胸相疑，故对待为辨，往来寒热，与无大热相对，热结在里，与水结在胸胁相对，但头汗出，是柴胡证所无，且举水结字，以明结胸之必自水饮。有自重汗复下者，从心下至少腹硬满，而痛不可近，此兼胃实，其证最重。以上轻重，如其来路，当互意看，不必拘。有自少阳病误治者。半夏泻心汤条，不特为二证立辨，亦示少阳误下，犹有为结胸及痞者，又结胸，有自太少并病者，然似非大陷胸所主。盖轻重来路，俱虽有异，其情则一，故均用此方，以驱除水热也。成氏谓，利药中此为驶剂，信然，盖利药欲生，大承气主在大黄，故后煮之，此汤重在甘遂，故先煮大黄，后内甘遂，非彼急而此缓也。尤氏有承气陷胸辨，其说新奇不确，仍不采入。如大陷胸丸证，是其并结稍轻于前证，然势连甚于上者也。项强殊甚，其状似痉，但非如刚痉之背反张，故云如柔痉状。喻氏曰：胸邪紧逼，以大陷胸汤下之，恐过而不留，即以大陷胸丸下之，又恐滞而不行，故煮而连滓服之，然后与邪相当，而可施战胜攻取之略。观方中用大黄芒硝甘遂，可谓峻矣，乃更加葶苈杏仁，以射肺邪，而上行其急，煮时又倍加白蜜，以留恋而润导之，而下行其缓，必识此意，始得用方之妙。〇按陶氏曰：一方寸匕散，蜜和，得如梧子，准十丸为度，如弹丸及鸡子黄者，以十梧子准之。唐本注云：方寸匕散为丸，如梧子得十六丸，如弹丸一枚，若鸡子黄者，准四十丸，今弹丸同鸡了黄，此甚不同，据此，弹丸大，正准十六梧子。吴氏说，实沿李时珍之陋耳。又丸字，宋代避讳作圆字，非有异趣，详开于愚著药治通义中，兹不赘。如小结胸，是病不及膈属最轻证，故不假攻下，然亦是并结，所以犹须陷胸之法也。程氏曰：痞证亦有心下硬者，但不痛耳。如寒实结胸，盖系太阴之类变，此膈间素有寒涎，邪气内陷，相化为实，或是有膈痛心下硬等证，其势连及于下，而阳犹持者，故峻利之也。尤氏亦疑小陷胸汤，及亦可服七字，然犹误接文蛤散条。〇陶氏曰：巴豆，打破剥其皮，刮去心，不尔令人闷。如本有寒分，下之作结胸者，亦是寒实，然阳素虚，故不宜利药也。成氏曰：以心下结满，卧则气壅而愈甚，故不能卧，而但欲起也。据此，则岂与支饮倚息同机者乎，心下必结，钱氏以为栀豉类证，愚谓此太阳病兼心下有水者，殆桂枝加茯苓术汤之类证也，其误下作结胸，须增损理中丸，即胸痹用人参汤之意也。

脏结者，何？阴寒上结，如结胸状是也。汪氏以挟食无食，辨结胸脏结，亦未允。尤氏曰：胸高而脏下，胸阳而脏阴，病状虽同，而所处之位则不同，是袭汪氏之谬。又汪氏谓，脏结按之不痛，尤氏则以为如结胸状者，谓如结胸之按而痛，近是。此亦太阴之类变乃与寒实结胸，相似而有异，盖深痼沉著，宗气亦衰，故不任攻下，要错恶最极者也。此证仅二条，难精其义，然既名脏结，则其病深重可知，且以理推之，寒实结胸，有痰涎相得，脏结则似无痰涎，唯是寒结，势逼君主者乎，然无明征，姑列于此。〇舌上白胎滑者，舌上胎滑者，就二者字视之，则似脏结有胎不白滑，而黄涩者，又似有有阳证，往来寒热，其人躁者，寒凝岂有此等证状，然则二者字当虚讲，曰难治，曰不可攻，并谓脏结之难治不可攻，不特为舌上白胎滑而言也。吴氏削饮食如故，时时下利八字，盖饮食如故一句难解，俟考。〇太阴病，下之而胸下结硬，与此相近。《金匮》曰：病者萎黄，燥而不渴，胸中寒实，而利不已者，死，亦类证已。如病胁下素有痞，是其位稍殊，而寒凝则一，故同其称矣。

有胸有寒者，何？如瓜蒂散证是也。此亦膈中顽涎，与邪相实，盖不自误下者，故病势甚于上，以为寸脉微浮。微浮，以验病位，曰弦迟，曰乍紧，曰乍结，并征其实。胸中痞硬，此病人自觉之情，气冲喉咽等候，而不及心下，亦不痛。《厥阴篇》心下满，当作心中满为是。及其闭甚，阳气阻格，以致厥逆，即是邪高结甚，不得不因而越之，此方之所由设也。瓜蒂至苦，其能在味，吐药之最峻者也，豆之腥臭，令人恶心，豉之腐臭，必泥胸膈，俱资助上涌之势，王氏选注之言，盖为当矣。〇吐之一法，与汗下鼎峙，诚为紧要，然本是非六病之正对，且宜吐证，在本经特三条，《金匮》亦不过疟黄宿食数者，可见其证极少，非汗下之所比也。

有结在心下，而热实者，何？如十枣汤证是也。亦系阳明之类变，其病连胁下，而水与邪，其势俱猛，自非此驶峻，岂能直折之者乎？尤氏曰：《金匮》云，饮后水流在胁下，咳吐引痛，谓之悬饮。又云，病悬饮者，十枣汤主之，此心下痞硬满，引胁下痛，所以知其为悬饮也。方氏曰：此盖邪热伏饮，搏满胸胁，与结胸虽涉近似，与胃实则大不相同。喻氏曰：此证与结胸颇同，但结胸者，邪结于胸，其位高，此在心下及胁，其位卑。愚谓结胸，与瓜蒂散及此证，相似不同，临病之际，宜精认体察也。○按《千金》钱匕之说，本于陶隐居《肘后百一方》序，平旦服，诸家无解，盖阴气未动，饮食未进之时，药力易以溃结也。《本草经》曰：病在四肢血脉者，宜空腹而在旦。陶隐居曰：毒利药，皆须空腹。孙真人曰：凡服利汤，欲得侵早，并宜参商。○《千金》，干枣汤，治肿及支满澼饮，于本方，加大黄、黄芩、甘草、荛花，水煮。《本草图经》曰：胡洽治水肿，及支饮澼饮，加大黄、甘草，并前五物，各一两，枣十枚，同煮如法。一方，又加芒硝，汤成下之。《圣惠》治妇人血分，四肢浮肿，心腹气滞，不思饮食，芫花丸，于本方，加大黄、青橘皮，细锉，以米醋一中盏，旋洒药于铫子内，慢火炒令醋尽，为末，面糊丸如梧子大，食前以温酒下七丸。

有结在心下，而冷热不调者，何？此其人胃气素弱，水液不行，而误治更虚，胃冷热搏，以为痞硬者是也。大抵胃素寒者，邪陷必化为寒，今胃虽弱，其寒未甚，故犹为此证。喻氏解病发于阴，而反下之，因作痞曰，是热人，省文以见意也，此与钱氏不同，而反似允惬，所以成结胸者一句，亦似略成痞字而言，经中间有此例，钱注恐凿，又其云作痞者，只指饮邪并结之痞，不是该言气痞，钱氏以为三泻心证者，是。盖虚实相半。汪氏有湿热不调，虚实相半语。故病势颇缓，实系少阳之类变，如其治法，温凉并行，以调停之，但其证有别，如半夏泻心汤证，是饮盛者也；如生姜泻心汤证，是寒胜者也；如甘草泻心汤证，是虚胜者也。泻心汤者，非泻心火之热，泻心下之痞也，此本云岐子说。又《明理论》曰：气结而不散，壅而不通，为结胸，陷胸汤为直达之剂，塞而不通，否而不分，为痞。泻心汤为分解之剂，所以谓之泻心者，谓泻心下之邪也，痞与结胸，有高下焉，云云。愚考诸注，似半夏证特热并，而生姜甘草二证热既除，然所以成痞者，恐不可不因邪热加之。曰：伤寒汗出解之后，胃中不和，不过言大邪既解。曰：此非热结，但以胃气虚，客气上逆，亦是对结胸及大黄黄连证而言，非必无些热，观心烦不得安，而可见也。如移治杂病痞硬，则芩连与参姜俱行，其苦唯存泻痞之用，不嫌其清凉也。○甘草泻心条曰，谷不化，《金匮》水气篇曰：小便不利，水谷不化，面目手足浮肿，即同义也。更有二证相类，其一，如柴胡桂枝干姜汤证是也。此病涉太少，而兼饮结，亦冷热并有者也。此条，诸注为津乏解，然今验治饮甚效，因考，曰微结，曰小便不利，曰渴，俱似水气之征，不呕者，以水在胸胁，而不犯胃之故，但头汗出，亦邪气上壅之候。盖干姜温散寒饮，牡蛎，栝蒌根，并逐水饮，牡蛎泽泻散，亦有此二味，其理一也。先兄亦尝言之，仍再揭于此。或曰，微结字无著落，盖心下微结之省文也。其一，如旋覆代赭汤证是也。此邪既解，而胃弱饮逆者也。

血热瘀血

血热者，邪热内并，以迫血分是也。盖热之迫血，或血失故道，扰动外溢，或热气燔灼，血液内烁矣。其外溢者，有自衄而愈，有用麻黄汤衄而解，此条目瞑，盖目眩之义。瞑，眩，古相通用。魏氏曰：以阳药治阳邪，所以能致阳气重剧，而作衄也。有衄而犹用麻黄。尤氏曰：必欲衄而血不流，虽衄而热不解者，乃为合法，不然靡有不竭其阴者。皆是属表者也。鼻衄固表郁之一证，不宜隶之兼变中，今以其亦系血热，故因叙于此，以备后段诸证之参照。有热壅上焦，而吐脓血，有热迫下焦，血下而愈，有里热而衄。周氏曰：邪入血分，热甚于经，故欲漱水，未入于府，故不欲咽，按阳明篇衄二条，与少阴篇便血条。圣惠方，并拟黄芩汤。有热陷入里，及阴变阳，而便血，如便脓血，此诸证，不下数条，而皆无其方，前注所拟，或不能确，临处之际，更须精思焉。皆是属里者也。更有淋家误汗而便血，有火逆而衄，如吐血，如清血，有少阴误汗，而血自口鼻出，亦并属里者也。其内铄者，有衄家误汗，以增煎熬，有素虚误灸，血散脉中。黄氏曰：宜助阴生血御火热，炙甘草汤，小柴胡加栝楼实汤，按后方可疑。有厥阴误汗，口伤烂赤，及热气有余发痈脓，皆是营血受伤者也。近今伤寒，最多血分热灼者，大抵自素禀阳脏，加以液亏，或发汗过多，迫胁血脉，而其证治，与膈热出入，必要清润，是在深求经旨，而变通之矣。

瘀血者，血失常度，瘀蓄下焦是也。《说文》曰：瘀，积血也，从疒于声。然瘀血之瘀，与瘀热之瘀，恐同其义。盖仲景书，或有难从说文者，如痞痛也之类。盖邪热壅郁血中，则相搏为瘀，唯其瘀也，血即水类，故必就下，以结少腹焉，其证有结日浅而病势剧者，有结日深而病势慢者，治之之法，随而有别矣。结日浅而病势剧者，桃核承气汤证是也，此盖从失汗，邪气内并所致，其结未紧，故热未敛，而势殊剧，所以此方亟逐利之也。膀胱，犹言下焦，盖与胃中有燥屎同例，不必深讲，抵当汤条曰：热在下焦，义互相发。程氏曰：此条不及小便者，以有血自下三字也，然小腹急结处，包有小便自利句。愚谓此证血结，而非气滞，是所以不用枳朴之破气，而有取于芒硝甘草软坚缓急也。结日深而病势慢者，抵当汤丸证是也。大抵亦自失汗，而其结既紧，其热既敛，故势殆慢，所以专破溃之，但更有轻重，是以有汤丸之分矣。六七日表证仍在者，盖以发汗不彻之故耳，表证仍在一句内，蕴有其外不解者，尚未可攻之义，宜与桃核承气条互看。脉微而沉，微，所谓沉滞不起之状，非微弱之微。杨士瀛曰：挟血者，脉来乍涩乍数，闪灼明灭，或沉细而隐伏是也，反不结胸，义未莹。徐氏曰：表邪在，脉宜浮而沉，脉沉，胸宜结，而反不结，证极可疑，乃少腹硬满，小便自利，而人反发狂，然后知上焦之表，证脉相反。程氏曰：微沉者，结胸脉也，脉沉而不结胸，知邪已入深，而直结于下焦血分矣。二说稍通，姑存之。〇如狂之解，柯氏为是。此如字，与舌上如苔之如字同语例。桃核之血，多结于得病之后，抵当之血，多结于得病之先。山田正珍曰：桃核承气，治邪结下焦，而血为之不行，滞而为瘀者，抵当汤丸；治素有瘀血，而热邪乘之者，《阳明篇》抵当汤条云，本有久瘀血，可以见焉。徐大椿曰：桃核承气，乃治瘀血将结之时，抵当，乃治瘀血已结之后也，按徐说未切。然未可一例而论也。张兼善曰：或云，桃核承气，及抵当汤证，俱系下焦畜血，中间虽有轻重，未审缘何而致此也。此皆发汗未得其宜，或当汗不汗，或汗迟，或脉盛汗微，或覆盖不周而不汗，其太阳之邪，无从而出，故随经入府，结于膀胱，按抵当汤条，既有表证仍在语，而失汗蓄血，《脉经》及陈延之芍药地黄汤主疗既言之。巢氏诸家，亦屡有其说，且验之病者，益知张氏之言不诬矣。要之病虽在下，均是属实，乃阳明病之类变也。《阳明篇》，病人无表里证条，《明理论》有详说，宜参。

热入血室

热入血室者，妇人月事，与邪相适，热乘子户是也，有自适来者，有自适断者。曰妇人中风，曰妇人伤寒，俱是互文见意也。适来者，得病之际，月事方来者也。妇人伤寒发热，是省恶寒字，经水适来下，蕴得之七八日字。适断者，未得病前，月事已来，而得病方断者也。经水适断四字，当在七八日之上，倘七八日之后适断者，则其来必在得病之初，是与适来何别，志聪说恐未当，唯文势有体，不要错易。适来血不结，适断则结。程氏方氏说可见也。治之之法，适来，则曰刺期门，曰无犯胃气及上二焦，而不示方药，然除小柴胡，他无相当也。庞氏删及二焦三字，曰：先宜小柴胡汤，可愈可刺期门，可愈，当不愈。郭氏曰：常氏云，随其实而泻，谓针家当行泻法也，亦可用小柴胡汤。又曰：上焦中焦，营卫所出也，如不自愈者，服小柴胡汤，许氏《本事方》，有治适来证，用小柴胡加地黄汤治验。陈氏《妇人良方》曰：无犯胃气者，言不可下也，小柴胡汤主之，若行汤迟，则热入胃令津燥，中焦上焦不荣，成血结胸状，须当针期门也，并可以征焉，且伤寒发热条。汪氏曰：此言汗吐下三法，皆不可用也，必也与小柴胡汤，以和解邪热，斯不调其经，而经血调，谵语等证，可不治而愈。钱氏徐大椿说亦同，为是。盖病至谵语如见鬼状，未有勿药自愈者，必自愈一句，为无犯胃气及上二焦而发也。方氏以为红汗之类，恐不然。又或曰：二焦之二，衍文也。犯胃气，言下，犯上焦，言吐。适断，则虽属血结，而不敢攻之者。以仅是血道为邪涩滞，非有瘀蓄，故小柴胡汤，以清其热，则结自散也。小柴胡解血热，杨士瀛说为当，既拈于《广要》中。《医学读书记》亦曰：血结亦能作寒热，柴胡亦能去血热，不独和解之谓也。要之此二证，俱邪遏血，而遂拒胸胁，实少阳之类变也。更有一证，阳明病下血谵语者是也。此胃实之热，迫血下夺，血室随空，邪随乘入者。其机稍与前证异，然亦恐柴胡所宜，但胃实轻重，所须加察焉。

风　湿

风湿者，太阳病而兼湿邪是也。风，非中风之风，盖总括风寒之词。得病之初，两邪相合，以湿性濡滞，故数日之间，犹淹留骨节，而其卫虚，其寒亦甚。八九日三字，当与风湿相搏句易位看，伤寒五六日中风，及妇人中风七八日，云云。经水适断者，俱同例也。治宜温发，而证有轻重，故设桂枝附子，甘草附子二汤。桂枝附子汤证，举不呕不渴者，盖以既经数日，人疑其邪陷，然病犹在表，故揭此二候，以为里无邪之征矣。甘草附子汤证短气，前注为邪在胸膈者，非是，《金匮》历节，亦有此证，俱是表被邪遏，里气不畅所致也。如里素有热者，有去桂加术之法。去桂加术之义，尤氏解稍妥，与《金匮》注同，故不拈出。舒氏欲改大便坚，为大便溏，误也。盖里有湿者，大便滑泄，小便不利，此其常也。今大便坚，小便自利者，知是湿唯在表，而里素有热，因去桂不用，然既无桂，则殊少外散之能，故易之以术。方后曰附子术并走皮内，则此方之术，是为发表湿，而不为燥脾，明矣。仲景之时，术无苍白之分，未知其所用为何，然在今世，则二术随宜为妙。如此方，及甘草附子汤，并用苍术，正见其效。施氏续易简方所辨甚精，今拈于下，曰，夫去湿以术为主，古方及本经，止言术，未尝有苍白之分。自陶隐居言术有两种，后人以白者难得，故贵而用之，殊不知白术肉厚而味甘，甘入脾，能缓而养气，凡养气调中，则相宜耳。苍术肉薄，而味辛烈，辛烈走气而发外，凡于治风去湿，则相宜耳。又中西惟忠亦论此方之术，取之发表，文冗不录。○方后，法当加桂以下五十二字，《金匮》所无。风湿之病，不止是证，其详在杂病论中，此唯存梗概耳。再详此二条证，俱湿病之属表虚寒者，盖与少阴直中，其情相似，而其机则不同。

湿热寒湿

湿热者，水湿内瘀，热气熏蒸，相郁发黄是也。此犹阳明病，唯有燥湿之分。瘀热，唯于发黄及蓄血称之，钱说可信。徐氏亦曰：凡言瘀字，有挟湿之义焉，考瘀，系淤字从疒。《说文》曰：淤，淀滓浊泥，从水于声。盖其人州都不通内蓄水湿，而得病之后，胃热相酿，以为重浊，殆如淤泥之黏泞，是所以郁甚成黄，故以茵陈蒿汤，逐除湿热也。茵陈蒿汤条，其一不言腹满不大便者，省文也。盖茵陈为清热中之燥药，故的解湿热，又此汤用后，大便必利，胃热能散，则湿自小便去，故如皂角汁状，以湿即水类也。○水一斗二升，煮至三升，殊觉过浓，二升二字无者为胜。更有二证：其一，前证而未内实者，单清凉之，栀子檗皮汤证是也。全婴方论，檗皮汤，治小儿衄血，至一二胜闷绝，即本方。其一，湿热外迫者，专发散之，麻黄连轺赤小豆汤证是也。先教谕弟子西仲潜曰：此二条，证方互错，瘀热在里，理不宜发表，必是栀檗汤证，身黄发热，即为表候，殆即赤小豆汤证，此前人所未言，殊似有理。云岐子以此三汤配三阳，亦足互征。○先友伊泽信恬曰：连轺，即连翘，《本草经》所载之物，而非其根也。《千金》及《翼》并作连翘。《尔雅》，连，异翘。郭璞注，一名连苕，皆可取证。且《诗・陈风》，邛有旨苕，陆玑疏，苕，苕饶也，幽州人谓之翘饶。《汉书・礼乐志》兼云招给祠南郊。颜师古注，招，读与翘同，文选吴都赋，翘关扛鼎。李善注，列子曰，孔子劲能招国门之关，而不肯以力闻，据此，翘，苕，轺，实一声也，此说为核。又《金鉴》曰：无梓皮，以茵陈代之，愚意不如李中梓之以桑白皮代之。寒湿者，其人素胃寒有湿，邪气相郁为黄，如谷瘅，及寒湿在里证是也。此太阴病之类变，而寒亦发黄者，犹是郁黰所致也。此证，后世名为阴黄，韩祗和方说殊详。

伤寒论述义
卷四终

卷 五

述霍乱

霍乱编在本经，未审意义，汪氏以为《杂病论》所错，或曰，厥阴篇有吐利诸条，后人以霍乱亦有吐利，仍摭于杂病中，以附其后。正与痉湿暍俱有表证，故揭在太阳之前同其例，但彼则《金匮》不录，故今人无知其为《杂病论》之遗者，且《脉经》叙霍乱转筋，在百合狐惑后，中风历节前。《外台》引本篇，曰出第十七卷中，并可征也，此说似是。

霍乱者，内有所伤，外有所感，挥霍之间，便致撩乱是也。霍乱所因，巢源《千金》，其说明核，盖本诸《肘后》，要之内无饮食宿滞，何以有腹痛吐泻？外无邪气感触，何以有挥霍撩乱？可知外内相搏而发矣。其病大抵夏秋为多，而或因伤暑，或因失覆受冷，然春温冬寒，亦间有之，盖其邪虽不一，唯饮食伤，则均不免云。○伊泽信恬曰，《易说》谷雨气当至不至，则多霍乱，《春秋考异邮》襄公朝荆，士卒度岁，愁悲失时，泥雨暑湿，多霍乱之病，并《太平御览》引《汉书·严助传》，夏月暑时，欧泄霍乱之病，相随属也，此霍乱之名，见古书者，亦可以资霍乱所因之考证焉。其证，内而清浊相干，心腹搅刺，上吐下泻。《灵枢·经脉篇》足太阴之别名曰公孙，云云。厥气上逆则霍乱，又五乱篇，清气在阴，浊气在阳，营气顺脉，卫气逆行，清浊相干，云云。乱于肠胃，则为霍乱，王肯堂曰，巢氏乃因此一条。○霍乱必有腹痛，经不言者，盖省文也。外而邪正相搏，发热头痛，身疼恶寒。成氏以此诸证，为霍乱兼伤寒，非是。尤氏注又利止复更发热曰，迨利止里和则邪气复还之表，而为发热，今人吐利之后，往往发热烦渴者是也。施治之法，以里为急，即先温其里之例也，以病轻者，有热多寒多之分，俱以去胃湿为要，而有五苓理中之别。寒热分关，亦在其人胃气强弱，然不比伤寒寒热之异，俱是中焦清浊相干者，故治方不敢在清凉温补上而分。唯以去胃湿为第一要义，纵其邪热相得，而欲饮水者，亦不过分清水谷，以为之治而已。盖用五苓散，使水从膀胱去，则清浊自分，吐泻自止，而邪亦从解矣。如其胃虚寒，则理中丸以散寒温胃，则寒湿去，而中焦和矣。徐大椿所谓五苓所以分其清浊，理中所以壮阳者，深得其理。《神农本草经疏》曰：术能燥湿，湿去则脾健，故曰补也。宁知脾虚而无湿邪者，用之反致燥竭脾家津液，是损脾阴也，何补之足云，亦笃论也。又《简易方》理中圆下曰：其圆者，得蜜而润，入脾为快，温补为宜，若以荡涤寒邪，祛逐冷积，则汤为捷，且面蜜之殢脾也。○理中丸，为丸如鸡子黄许大，考《本草》序例，陶氏以为准十梧子，《唐本草》以为准四十梧子，详录于大陷胸丸下。○按《外台》引仲景论云，霍乱脐上筑，肾气动也，先疗气，理中汤，去术加桂，凡方加术，以内虚也，加桂者，恐作奔豚也。理中汤方，人参二两，余并三两，煮服加减法，文有少异，今不具录。次有一条，及附子粳米汤方，并系本经所佚，云。又霍乱脐上筑者，以吐多故也，若吐多，理中汤主之，方如前法加减。霍乱四逆，吐少呕多者，附子粳米汤主之。方：附子一枚，炮，去皮，碎六片，半夏半升，洗，完用。甘草一两，炙，大枣十枚，擘，粳米半升，右五味切，以水八升，煮米熟去滓，温服一升，三日。《小品》《千金》同，出第十七卷中。一方，有干姜一两，今详《千金》有干姜，云，仲景方无。其重者，阳乏寒盛，则更次第疗之，犹少阴之例，一以回阳为主，如四逆汤。此条发热，恐亦虚阳外越之热，又转筋一证，经不言者，岂以四肢拘急，即蕴其义乎？脉通四逆汤。通脉字今补，此条小便复利，与《厥阴篇》呕而脉弱，小便复利，其机相同。及加猪胆汤锡驹注本于志聪，志聪注及锡驹矾说，并系高世栻言。四逆加人参汤。此证较之通脉四逆，殆乎寒轻于彼，而液燥则稍加者矣。尤氏曰，此条本非霍乱证，仲景以为霍乱之后，多有里虚不足，而当温养者，故特隶于此欤，此说误矣。是也，其里和而表未和者，用桂枝汤，即乃攻其表之例也。尤氏曰，曰消息，曰小和之者，以吐利之余，里气已伤，故必消息其可汗，而后汗之，亦不可大汗，而可小和之也。消息字，《医賸》有说，又枚乘七发，从容猗靡，消息阳阴。又古本《玉篇》消字下曰，《周易》尚消息盈虚，天行也，野王案，消息，犹斟酌也。○霍乱证治，实不外乎此数端，唯许仁则干《霍乱论》，能发仲景未言之秘，故明理论既表而出之。

述差后劳复阴阳易一证，无义可述，仍不赘。

差后劳复者，大邪既解，阴阳未谐，早有劳动，余热复集是也。此本于巢源。热必自内发，故枳实栀子汤，为其对治。此条不举其证，想心烦不眠等，为所必有也。徐大椿曰，劳复，因病后气虚，邪气又结于上焦，其症不一，故不著其病形，惟散其上焦之邪足矣，后人以峻补之剂治劳复，则病变百出矣，此说与汪氏同，而似得当，盖此方属栀子厚朴汤之类，则亦不外乎清膈利滞也。如成氏以为吐剂，钱氏以为发汗，周氏以为食复之治，皆似未然，方后覆令微汗五字，可疑，或是因有发汗用鼓者，而误附之也。○《说文》浆，酢浆也，从水将省声，《本草》玉石部下品。新补云，浆水，味甘酸，微温无毒，又云，粟米新熟白花者佳，煎令醋，止呕哕。朱氏《本草衍义补遗》曰：浆水，味甘酸而性凉，善走化滞物，解消烦渴。又张氏《本经逢原》曰：以水空煎，候熟极煮药，名清浆水，取其下趋不至上涌也。如小柴胡汤，亦其正治也。此与上方证、病位不同，然其热自内发则一也。如脉浮者，病后新感也，如脉沉实者，热实于胃也。此证恐不必食复，盖劳复亦有为胃实者，且巢源《伤寒劳复候》曰，其脉紧者，宜下之，是与原注所云相合，又可下篇曰，伤寒后脉沉，沉者内实也，下之解，宜大柴胡汤，并可证焉。如竹叶石膏汤证，胃液不复，虚热上逆者也。此条，成氏谓，津液不足而虚羸，余热未尽，热则伤气，故少气气逆欲吐，诸家概从之。然愚窃疑虚羸少气，气逆欲吐，似无些热，何以主以清凉？又疑《玉函》所载，劳复发热者，麦门冬汤主之，亦似证方不协，因以为恐是两条其方互错，此条虚羸少气诸证，盖麦门冬汤所主，即与《金匮》大逆上气，咽喉不利，止逆下气相类，彼所谓劳复发热者，却是竹叶石膏汤证，然实系臆揣，姑录俟识者。○《外台》《古今录验》解五蒸汤，于本方，去半夏、麦门冬，加茯苓、葛根、干地黄、黄芩。如枳栀之加大黄，盖所谓食复也。《热论曰》病热少愈，食肉则复，多食则遗，此葛巢诸家所本。○《医心方》引《经心方》云，胡粉十二棋，博棋者，大小方寸是也。如牡蛎泽泻散证，输化不职，水气外溢者也。成氏曰：《金匮要略》云，腰以下肿，当利小便，与牡蛎泽泻散，利小便而散水也。按此方栝楼根，盖取之淡渗，不取其生津，《金匮》治小便不利者有水气，用栝蒌瞿麦丸，可以相证。而《本草》则曰，止小便利，未审何谓。如理中丸证，胃虚而上焦有饮者也。胸上，诸注多作胃上，然他无此称，愚意喜睡不了了，是胸上有寒所致，而胸寒必生于胃寒，故用理中温胃，以达上焦也。膈上有寒饮，用四逆，《金匮》，肺中冷多涎唾，用甘草干姜汤，并是一理。《金匮》又曰，上焦有寒，其口多涎，又曰，色黄者，胸上有寒。此二证者，盖不过以其系病后隶之，实不必劳复也，病邪解除，既至勿药，则唯任调养，医之能事，于是毕矣。是故结以损谷则愈，亦所以例百病也矣。

附答问

问：伤寒既为外感总称，则后世谓仲景专为冬时正伤寒立言者，其谬不待辨而知。但其以为外感总称，前人更有此说否，审子和意，盖原之叔和，谓温热疟痢等疾，皆因冬伤于寒，重感时气，故以伤寒该之，恐难取信。且仲景所以命书者，果总括风寒瘟疫，至暑湿疟痢等之词乎，或又言仲景略于瘟疫，不知实然邪？曰：成氏注《伤寒例》，凡伤寒之病，多从风寒得之，曰凡中风与伤寒为病，自古通谓之伤寒。又刘河间《伤寒直格》曰，寒邪为害至大，故一切内外所伤，俱为受汗之热病者，通谓之伤寒也。此二说稍为近。张景岳之言亦同之，然要未为明畅，是以辑义不复繇引也。如夫所谓外感总称者，亦岂总括诸般外邪之云乎，盖本经者，扩而充之，犹足以疗内伤诸疾，而况于外感。诚莫不该尽其理焉，然立论之本旨，则仍不过风寒二邪，与时气瘟疫也。何者，暑之伤气，湿之流关节，及痎疟滞利之类，并各有定论，而药亦各异其宜，惟病之变化百端，状态不一者，莫风寒如焉。如时气瘟疫，本自为一种病，有晋唐诸家之言可征矣，但其证，虽邪焰或胜乎，其病情固与风寒不殊，则治法无须别设处分。观仲景以暑湿等疾，揭之杂病中，而时气温疫，不更立标目，其意可见也。唯邪气必因人而化，不得在风寒时气温疫上，区别其证候，故仲景所云，中风伤寒温病等，仅是假其名，以形容其病机者。而述作本旨，仍非概风寒时气温疫，称之为伤寒而何也，倘参以《难经》伤寒有几之语，则其义更灿然矣，后世如吴又可，虽巧为炫张，而要其归，则实不能出仲景藩篱之外，但是踵事加精，则有之矣，谓仲景略于温疫，奚可乎？《难经》分为五证，《伤寒例》论伤寒时行之异，巢源立伤寒时气热病温病疫疠五类，《外台》立伤寒天行温病三门，今熟审诸家，风寒时气温疫，庶几概之矣。

问：冒头者，每章之发题，而所系匪轻，闵氏曰，有以伤寒二字冠之者，如伤寒一日，太阳受之，脉若静者为不传之类，兼中风而言者也。以伤寒为病，多从风寒得之，故或中风，或伤寒，总以伤寒称也，其中专称伤寒，不兼中风者，如伤寒脉浮，不发汗因致衄者，麻黄汤主之之类是也。有中风伤寒之外，如湿病风湿之类，亦在论中者，以明不可混称伤寒也，有但称病人，但称病，称厥，称呕，称下利等证，不明言伤寒中风杂病者，大概言之也，此说似得窾要，然更有但冒太阳病者，有表虚而冒伤寒者，有表实而冒中风者，其文法所以不一也者，未审其义。曰，冒头不过唤此起彼之辞，或寓脉证于此，或示来路于此，固不能有定例矣。盖识病之要，在立其名，而施治之要，在就脉证求病。就脉证求病，则自然情状发露，左右逢原，其名亦可从而定，倘徒事立名充病，则遂不免执吾成见，以律万变焉。是故如各篇提纲，及太阳分风寒之类，此所以揭名示病也，题以伤寒，而或专称，或兼称，题以太阳病，而或言表虚，或言表实，或虚实该言，表实冒中风，表虚冒伤寒，此皆互文见意，所以使人就脉证求病，而圆机之妙，自此而生焉。再如阳明厥阴之多冒伤寒者，以其来不一，而大概言之之义，如阳明病称，姑假为起语，而施之类证者，亦多有之，并是属变例，他云病，云病人，云某家，云发汗吐下后之类，诸不冒病名者，皆随宜构文者耳，读者以冒头与全章，参互思索之，勿为过凿，则庶得经意矣。

问：诸家注释，逐条更易，辑义既辟其非，然则叔和之撰次，果为得仲景之旨否，且其叙次何如取义？曰：仲景旧本，虽隋唐间人，犹不能睹，而生乎千百年之后，欲议撰次之得失，不亦慎乎。然姑依文义考之，仲景之意，唯是就脉证而示病，始非有渺深难测之趣。叔和之撰次，大约以事类相从，亦欲使人易知辨证措治之方，则虽非悉仲景之旧，亦匪有大异同。譬之周易，费氏以来，割彖象文言，列之各卦之下，虽非尼山之真，亦无悖于道矣。今推事类相从之例，以论撰次之意，及中间或似后人所错者，具列如下：太阳上篇，则首章至第十二章，以太阳纲领，与寒热大要，错综为次。第八章，《玉函》以来，冠之篇首，然既以太阳病为篇，则以其提纲为始，于理相协。第十三章至末章，皆系表虚一类，而第二十七章，承上以示大汗后更有一证，中篇，则首章至第十一章，系表实一类，第十二章，至第二十八章，申明发表余义，此以下至篇末，俱为太阳传变诸候，更析其类，则第二十九章、第三十章，是汗吐下后自愈者，第三十一二两章，是下后发汗之逆，第三十三章，至第四十一章，系发汗及吐下后虚证，而结以胃实 宗印曰，《本经》凡论虚证，后结实证一条，论正气后，列邪气一节，此造论之章法，按此说亦未必然。第四十二章，至第四十五章，即五苓散证，第四十六章，未持脉时师令咳。其义前后不属，恐前汗后虚证中错文也。第四十七章，承前欲饮水证，第四十八章，承前水逆，以示有胃虚之吐。第四十九章，至第五十四章，乃栀豉诸证。第五十五章，真武汤。亦似当在前汗后虚证中。第五十六章，至第六十二章，为禁汗之戒，第六十三章，至第六十七章，言病兼表里者，第六十八章，据《玉函》等，知上篇之错。第六十九章，至第八十二章，系柴胡一类，而第七十七章，承第七十四章。第八十章，其证与上条相似，仍供对看。第八十一章，核桃承气汤。疑后段瘀血中所错，似当在抵当汤条前。第八十三四两章，论纵横。第八十五章，至九十五章，系火逆一类。第九十六章，至九十九章，叙误吐与呕吐之证。第一百章，至第一百二章，系瘀血一类。末章，则承上证，示小便利不啻瘀血也。下篇，亦皆属太阳所变数证，首章至第三章，辨结胸与脏结与痞之异。第四章，至第十五章，系结胸一类，而第十四章，文蛤散。疑中篇五苓散证中所错也。第十六章，太少并病。第十七八九三章，热入血室。第二十章，至二十二章，太少并病，盖十六章至此，因有如结胸状、心下结、胸胁满等证，而连类及之也。第二十三章，至第四十一章，皆系痞硬，而第三十六章，麻杏甘石汤。疑为错出，或以次条论下后，而连及乎。第四十二章，至四十四章，白虎加人参汤证。第四十五六两章，太少合并，第四十七章，其上章证，是外内扰动，故承以上热下冷。第四十八九两章，风湿相搏，第五十章，白虎汤。恐宜移在前项加人参汤之类。第五十一章，是素虚证，末章，即申前章之义，盖太阳三篇，每类必具数条，故有端绪可寻。其他则大抵各章殊类，不易区画，如《阳明篇》，尤觉淆糅，阙所不知可也，少阳、太阴，不过寥寥数章，少阴亦有难类从，然斯三篇，约略可思而得矣。厥阴，则正证与厥利呕哕，界限截然，不待辨而后知也，如夫各篇中，此类接彼，彼类承此之意，则虽或有可推明者，而亦何如六十四卦之有序哉。愚亦不欲妄为牵强，且待有识论定尔。

问：林亿等序，称合三百九十七法，未知其指。曰：此实无谓之言，故王氏《溯洄集》，反复纠辨，殊为确核，而后人更有为说者，竟不免附凑，如周自闲，据赵氏翻雕宋本，以驳王氏。见《吴医汇讲》。今考宋本，每篇之首，注共几法者，通计得三百八十七法，是王氏所以发疑，而周氏检考不密，复吹其烬，可哂甚矣。

问：经中脉位，多系泛称，而间有指某部者，有称以阴阳者，其意何如？曰：本经脉位，实本于十八难，以寸口关上尺中，配之三焦，而更以寸口，候表与卫，尺中候里与营，趺阳亦候胃，少阴，见辨脉及《金匮》，而亦候下焦，大抵病邪弥漫者，各部同状，是以多从泛称。病在一处者，脉随而变，是以或直指其部，然亦有互文见意处，此则在读者活看已。阴阳之名，其以为尺寸者，恐未可为误，盖二难以尺寸为阴阳，辨脉第三章，亦以阳脉阴脉，为寸尺。又曰，寸口关上尺中三处，大小浮沉迟数同等，虽有寒热不解者，此脉阴阳为和平，《千金翼方》亦曰，寸口关上为阳，尺中为阴，皆可以见矣。其以为浮沉者，亦理然也，然至阴阳俱浮，竟觉不通，则俱未为确实，宜附之阙如可也。要其所候，唯是不过表里气血之分而已。

问：经中脉状，其名凡几，而子且言有常变，常变之义，所未前闻。曰：脉名凡二十有六，云浮、云沉、云数、云迟、云缓、云紧、云弦、云长、云滑、云涩、云大、云洪、云芤、云实、云小、云细、云微、云弱、云虚、云短、云促、云疾、云结、云代、云停、云厥是也。停与厥，义不晰，动数之动，与数急之急，俱言其势，非形状之谓也。所谓常变者，一脉各有常与变也，假如病在表，而热外盛，必见浮脉，岂非浮脉之常乎？更有里热外熏，白虎证，及阳明太阴伤寒脉浮缓，是。有邪结上焦，结胸，及瓜蒂散证，是。有血分灼热，阳明抵当证，是。有虚寒阳越，四逆证，是。皆令脉浮，岂非浮脉之变乎？如沉为里为寒，然亦为肌表寒壅，麻附辛汤证，是。为里热结实，阳明脉沉为在里，是。数为热盛，然亦为胃冷客热，病人脉数，是。为虚寒阳局，少阴病脉细沉数，是。迟为寒为虚，然亦为热结，结胸，及大承气证，是。弦为寒，见《金匮》。然亦为热盛　本经皆然之类，皆其义也。其一脉所以有数候者，在所兼与其位，而神之有无，固宜意知焉，如夫紧之通寒热表里，而为病实，滑之通水燥食屎，而为热盛，涩之通为血滞，洪之通为邪扰之类，皆其一定者也。如大有实大，有虚大，细有微细，有紧细之类，最须分看。盖脉理玄深，贵知其要，若柯氏以体用为辨，其言虽精，犹未衬切，学者熟绎经旨，参以先人所著《脉学辑要》，则必有思过半者矣。

问：韩祇和曰，治伤寒论，以脉为先，证为后。朱奉议曰，伤寒看外证为多，未诊先问，最为有准，二说适相反。今观经文，大抵详证而略脉，是仲景重证而不重脉也？曰：治伤寒须脉证互参，无所偏重，经之略脉者，多系省文，况脉之为类，固不如证之繁，更有舍脉从证者，如伤寒脉浮缓，而用大青龙是也。有舍证从脉者，如身体疼痛，而用四逆是也。要之，病之虚实，邪之进退，及生死之诀，皆靡不于脉而验，则韩氏之言，恐不与经错也。

问：本经于三阳甚详，而三阴殆略，吕元膺以为有缺文，岂其然乎？曰：否。火动水静，本是定理，故三阳传变多，而三阴传变少，况三阴其位相同乎？杜清碧曰，阳热之证，变态不一，三法一差，死生反掌，非比阴寒之邪，不复传变，有一定之治。王安道曰，若以药误治，而成变证，则惟太阳为多，纵使三阴证，亦或有寒药误治，而变寒者，然岂应如是之众乎？然则经之略于三阴，亦何足怪，且阴证之理，岂有外于彼三篇乎？元膺之言，吾不信也。

问：中风之名，经中颇多，皆可一例否？曰：名同而义异，此经之例。中风，在太阳则与寒对言，为表虚之目。在阳明，亦与寒对言，则为里热之义。称阳明中风，则为里热兼表者。在少阳，则为其热殊剧者。在三阴，则为阳复于表者。其义各异，倘欲实讲风字，解为一义乎，则必不免牵强，如《金匮》，亦为半身不遂，为五藏受邪，为发狂，是可以互证耳。

问：仲景之方，其类有几，汤散丸之别，其理如何？曰：云汗、云清、云下，云温，此为正证之治。太阳之于桂麻，少阳之于柴胡，阳明之于白虎承气，三阴之于姜附诸汤是也。云吐、云消、云补、云涩，此为兼变之治。膈痰之于吐，停水之于消，虚之于补，脱之于涩是也。汗清下温，兼变亦施，而吐消补涩，正证所不须，且此八法中，细目颇多，不可不审。汤散丸，则药病各有所宜，此其所以有别，盖方剂诸义，愚著《药治通义》详论之云。

问：古方权量，诸说纷纠，准之今制，孰能为当？曰：吾友小岛学古尚志尝从事于此，撰为一书。云，仲景之一铢，当今之一牦四毫五丝。一两，当今之三分四牦八豪。一斤，当今之五钱五分六牦八豪。一斗，今量之一升一合零一撮强。升合皆从此酌量，凡药称几升者，皆系于药升平之，非通用之升也。但粳米、鼓，不在此例。药升，见《本草》序例。其说皆确有根据，以足为定论矣。如分之名，愚谓是裁分之分，非六铢之分，至其详说，并括于药治通义中，今不复赘。

问：刺灸之法，闻有补泻，仲景所施，亦复然否？曰：用针补泻，详见《灵枢》。然仲景之针，唯是泻而已，所谓随其实而取之者，言随实之微甚，而泻有轻重也。灸艾，大率在回阳补虚，然针处核起之灸，殆属泻者也，孙真人灸脚气，称以泄风气，或是一辙，虞恒德医学或问之言，宜并考焉。

问：桂枝汤方，其病不重者，犹曰又不汗后服小促其间，半日许令三服尽。而至病重者，则反曰一日一夜周时观之，服一剂尽。病证犹在者，更作服。是病之轻重，药之多少，似有所错，义不可解。曰：此非错，《伤寒例》甚明。云，凡发汗温服方药，虽言日三服，若病剧不解，当促其间，可半日中尽三服，若与病相阻，句即便有所觉病重者，句一日一夜，当晬时观之是也。此言其人中必有奸，而药与之相格，因致烦郁，使其觉病势加重者，须从容施剂，以就其安也。杨仁斋曰，病人有挟宿恙，如痰饮症癖之类，又隔汗而不能出，即是已。所谓服桂枝汤，反烦不解，先刺风池风府者，殆此类也。盖不止桂枝一证，往往有如此者，切须熟察，勿杂药乱投之弊矣。《褚氏遗书》曰：当验之药未验，切戒亟投，亦此之谓乎。《金匮》芪芍桂酒汤方后曰，若心烦不止者，以苦酒阻故也，盖与病相阻之阻，与此阻字同义。

问：五辛之名，无出于辑义所引之外者，否？曰：有。荆楚岁时记，有五辛盘之称，而不著其品。本草菜部韭条，引《食医心镜》云，正月之节，食五辛以辟疠气，蒜、葱、韭、薤、姜。如他诸书所载，皆道家之五辛，与佛家之五辛已。山田正珍曰，《玉函经》《千金翼》，无禁生冷云云十五字，知是后人所加，其言卓矣。

问：火逆惊狂烦躁，俱用桂枝，岂是发表？抑且不碍火热乎？曰：尝闻之庭训，云，伤风误灸烦热，及汤泼火烧，救逆汤甚验，汤火伤，重者必下利，即阳虚所致，亦久服之而愈，切不可用清凉之剂。今推此意，则火热熏灼，遽用寒药，冰炭相激，必致烦扰，犹汤火伤之禁水洗，暍死之不可使得冷矣。桂之为品，虽辛不燥，虽温不僭，是以能使火邪之内犯者，诱之外越，殆所谓从治也。蜀漆之治火逆，正如茵陈之于黄，黄芪之于湿，徐大椿所谓药有专长者乎。

问：吴茱萸汤条，子以为所谓属阳明者，唯是指中焦之词，而其实即寒实证，然则云得汤反剧者，属上焦也者，其义果何，汪氏以为膈寒，然膈寒必来自胃寒，而此方所主，如干呕涎沫，与呕而胸满，何不谓之膈寒？魏氏以为上热下冷者，岂不优乎？曰：详玩语气，魏氏亦失太巧。以愚观之，此指少阳之呕而言也，上焦，盖胸胁之互辞耳，阳明病，胁下硬满，不大便而呕，舌上白苔者，可与小柴胡汤，上焦得通，津液得下，云云。成氏曰，上焦得通则呕止，可以征焉。上热之呕，倘施温药，两阳相激，格拒不纳，所以得汤反剧。盖此条更举相反之证，以示呕有上下寒热之别，要不过设法备变而已。赤石脂禹余粮汤曰，复不止者，当利其小便，《金匮》甘草干姜汤曰，若服汤已渴者，属消渴，均一例也，大抵卤莽之弊，生于略近，仲景之虑周，是以于平浅易知处，往往反复致辨，以为不可轻忽之戒，故言外生意，求之过凿，则去经旨远矣。楼氏曰，得汤反剧者，火也。当用生姜黄连治之，似魏氏所本。又前辈有谓为小柴胡证者，然取征不确。

问：子既言邪有风寒时气温疫，而又言病之阴阳，因人而化，其理奈何？曰：请审论之，盖风寒虽天之常气，人如体虚，必被感触，况时令不正，最易为害。倘有非常之异气，则众人同病，此愚之所以约为三等也。然如叔和实讲节气，以立类目，亦似迂拘难信，前辈驳之尽矣。至天行温疫，则其行也，每每异证，孙真人谓为天地变化之一气，造化必然之理。而吴氏《杂气论》，殆发其秘焉，盖其为气，猖狂厉烈，人偶感之，则气血沸乱，从而相化，犹蟹膏投漆，漆化为水，皂角入灶，突烟煤坚。所以众人之疾，大略相似也，且不啻温疫，如时气病，虽未敢一定，以今验之，二十年前，人病多阴，比岁以来，或者多阳，岂是天地间风气，有时变迁，或自阴胜，或自阳胜，而人之体气，必随应和，有所偏胜，故其得病，亦自相搏，仍以致然耶，地之南北，其病有等，理则一也，然则病皆无不因邪而变，而今以人论者，何也？宁实求之，不敢虚求也。夫温疫之有剧易缓急，谓之邪有轻重犹可，然更不能无虚实之分，况至风寒时气，则最多寒热之更变，邪岂有此等伎俩乎？邪虽轻，其人弱者病难治，邪虽重，其人强者病易治，是足以知病之必因人而化矣。且邪之为物，无象可睹，假令凿凿以究其理，要不免揣摩猜度，而施治之际，果有何益？譬犹涔熯然，求其所以然之故于茫昧之间，遂无补于凶荒也。是以医病之法，就其脉证，而认得寒热表里虚实之真，则左右逢原，病无遁情，故不拘风寒时气温疫之辨也。寒热表里虚实之所以有分，必因其人体气之如何，譬犹田畴之有涔熯欤，高者旱，下者水，必然之数也。故治田者，因其高下，以为之防足矣，岂何须彼不急之察哉？

然则病以人而论，是求本也，是实学也，仲景未尝就邪分病，而一以伤寒括之，意其在于此乎。

问：子以病情释阴阳，然脏腑经络，经有其文，则从前注家之说，讵可废乎？曰：脏腑经络，仲景岂敢屏却，唯全经大旨，在于彼不在于此尔，盖仲景假之《内经》，以为标识，而各自有义矣。阴阳者，数之可千，推之可万，故《内经》以分表里，而仲景则为寒热之名，如太阳，在《内经》，则为邪初伤表者，故仲景假之，亦以表热之名；少阳为表之最深者，故假之以为半表半里之名；阳明为胃经，故假之以为里热之名；太阴为脾经，故以为里寒之名；少阴肾经，为阴中之阴，而肾为主液，故以为虚寒而液脱之名；厥阴为阴之所尽，物极则变，故以为寒热相错之名。顾其意义如是而已，如曰阳明居中，主土也，曰以脾家实腐秽当去故也，曰以下焦虚有寒，不能制水之类，亦是不过姑假其名，以示病位病情也。至经络之说，则如曰太阳病头痛，至七日以上自愈者，以行其经尽故也，曰太阳病过经，曰到经不解，曰以太阳随经瘀热在里故也之类，不出仅仅数章，则明自为一义矣，亦活看之可也。注家或坚执其文，又凭诸证中间有与经络合者，遂律全经以经络脏腑之义焉，虽然倘一以经络读之乎，其义往往窒而不通，如每病必分经腑之类，则尤失之支离牵强矣。唯以病情读之，无所之而不通，而其与经络合者，亦无庸烦说，迎刃而解。假令如头项强痛之邪热在表，势必上浮使然，余可隅反也。且如阳明太阴之治，但凉温之差，而无脾胃之分，少阴专任温中，而不事滋肾，是可见其不必要分各脏各腑也。此经文之所以不皆主张腑脏经络也。抑又由此而推，知《内经》之以经络，仲景之以病情，其理一如王程二氏之言焉。故今自提纲至劳复，一以病情贯之，征之经文，既无前后之抵牾，验之事为，亦莫切近乎此，是愚所以立此说，而实本诸庭闻云尔。

伤寒论述义

卷五终

弟子郇田精　中亥校

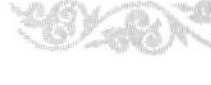

伤寒论述义补

是书刊布有年，顷又得数解，因录于下，以示子弟，辛亥清明日。元坚

孙真人演风论之义，辨表虚表实之分，在病者之素禀，其言虽发诸风而发，亦足以该疾病之常理，学者宜参考。

其藏有寒，下焦虚有寒，此太阴少阴分别处。藏字，与藏寒蛔上入膈之藏同义，少阴而云下焦虚，则太阴之不下焦虚可知矣。肾者，胃之关也，今下焦有权，故胃阳亦有摄，而津液能持，此寒气之所以得内实也。少阴则下焦虚衰，故胃阳不摄，而津液下脱，此寒气之所以不得内实也。然则寒实寒虚之所以有分者，正在其人肾气之强弱也，虽然少阴病，固必并其中焦而虚，观诸其诸证，与其方药，而可见矣。且下元之虚，非可遽复，唯其温中散寒，以能达下焦，此所以不用补肾之剂，而特有取于四逆也。前述，于成氏太阴少阴分中焦下焦之说，以为恐误，又不谓少阴病为兼下虚者，俱由研理之未密已。

下利，腹胀满，身体疼痛，此太阴兼太阳者。其里证重，故先里后表，太阴篇桂枝汤条，其里证轻，故先表后里，宜相对看。

《证治要诀》论太阴病曰：腹满而痛，当得通壅，宜桂枝汤加芍药，复庵此言，先获我心。

苦酒汤，半夏，如枣核十四枚，十字，疑大字讹。成本《玉函》，核下，有大字，此可以征。然彼亦剩十字也，盖仅是一鸡子壳，须用四枚，适协其量。

《厥阴篇》第七条，倘用前述或说，则食以索饼不发热者，调治经曰：厥利俱止者，诚不待言，后日脉之，其热续在者，其利止，亦可知也。又后日，成本《玉函》，作后三日，然则并旦日为四日，而热多厥一日，仍知其非。

《厥阴篇》不结胸腹濡，轩村宁熙曰：照前病者手足厥冷条。濡，当作满，字之误也，果是腹濡，则其不可下，诚不俟言。此证使人疑误处，正在

虚燥腹满，所以致禁也，此说觉当。

三阳合病，遗溺，似非白虎证所有，此二字，疑当在发汗则谵语下，风温被下，则直视失溲，其汗下虽殊，为上盛下虚则一也。

风湿相搏二条，俱系表虚寒证，虽湿邪淹滞，犹与少阴直中同情，而其三方，亦即麻黄附子二汤，及附子汤之例耳。

扬雄方言，水中可居，为洲，三辅谓之淤。郭璞曰：音血瘀，此古人以音载义者，可以征瘀之为淤矣。

《外台》所引，经文异同，或有辑义所未采者，今照宋本，略揭数端。白虎加人参汤，人参二两。按经文赵开美本，于太阳上篇则三两，于下篇则二两。粳米一升，注曰：《玉函经》，用糯米。按今本《玉函》，用粳米。又引《千金翼》，亦作一升。按今本翼方，佚此方。文蛤散条，病在阳，作病在太阳，柴胡桂枝干姜汤条，微结，无微字，黄芩二两，半夏泻心汤条，止却发热汗出而解，别出论伤寒日数病源中，盖自为一条也。

余尝撰释瘟一篇，虽非经义，姑附之以备参考，曰：瘟疫之瘟，与温病之温，其义不同，何以言之？疫之行也，不论四时，而其证每异，何必冬伤于寒而春病者，与发热而渴不恶寒者乎？考瘟之为名，犹疫也。《肘后方》曰：其年岁中有疠气，兼挟鬼毒相注，名为温病。又曰：道术符刻言五温，而所谓辟温诸方，亦辟疫之谓也。杨玄操注五十八难曰：温病则是疫疠之病，非为春病也。此说于经义则乖。《集韵》曰：瘟，乌昆切，疫也。据此，则瘟之为疫，其征甚确，而天行多热，许仁则既有其言，此疫之所以亦名为温也。瘟疫重言，犹疫疠重言之例耳，《六韬》云：故人主好重赋敛，大宫室，多游台，则民多病温。此文，今本所逸，群书治要引之，兹从孙同元辑本录。《后汉书·五行志》注，亦有此语，温，作瘟。《论衡·命义篇》曰：饥馑之风，饿者满道，温气疫疠，千户灭门。又治期篇曰：人之瘟病而死也，先有凶色，见于面部，并可以征瘟之为疫。但瘟，本作温，其从疒者，盖后人所改写已，又《伤寒例》，所谓更遇温气，变为温疫者，即对寒疫而言，亦是一种病也。要之温之名义不一，亦犹伤寒之有谓寒气所中者，有谓邪气表实者，有谓外邪总称者之类，学者不知，牵混为言者，误矣。蔡邕独断，有瘟鬼文，然抱经堂校本，为疟鬼讹。《论衡·订鬼篇》亦作疟鬼。又广雅，有殟字，盖瘟之异构。

伤寒论述义补终

跋

我礞庭先生向著《伤寒论述义》，既已大播于世，顷又有所发明，更譔补义，将附以行，熙庸劣又复何言？先生常诲熙辈曰：读医经与他书异，若读是经，当虚心平气，就其至平至易处，研性命之理，使文义与治术，如吻合而符契也。然为之有本，必也博征诸载籍，多验诸疾病之实，会萃诸本经，优柔厌饫，浸润涵泳，真积力久，始足以应变无穷焉，此之谓善读者矣。世或有穿凿拘泥，固执偏见者；有肤浅浮疏，而无心得者；有徒骛论辨，而不察证治之要者；有专拘字训，而不究微意之所在者，此皆不善读之过也。世又有一种固陋之弊，其人本无学识，徒臆测悬揣，以为得经旨，倘有不合已意者，概谓之后人搀入，肆然删改之，此直夏虫疑冰，越犬吠雪之类耳。盖据经以察病者，此其常矩，亦有由验病而悟于经义者，此理不可不察焉。又曰：读书之法，務遵古人，古人之言既妥矣，固无须赘说，而亦且斗博夸多，更生意见，左傅右会，渫渫眩曜，谓之无用之辨，吾不取也。又曰：凡读医经，遇训义有确据，则举其一二而足矣，不必取于繁冗也。又曰：训诂虽似精，而其义不切于治者，未可也，训诂虽得或不精，而施之于术，必有实效者，乃为得经意已，乃立说者，非通贯全经，则不可谓之尽理蕴，非该尽万理，则不可谓之得经意，矧乃欲以变律常，及拘于常，而不通变者，皆不善读之过也。此数言者，其皆讲医经之宝筏与，读先生之书者，先了知此理，庶乎其可矣。盖先生蚤承家学，最湛思于此经，凡义理之聚讼难决，及治术之同异得失，必征之古人验之病者，考据精确，剖析明白，无一毫张门户之私，无一言不益于实际，其辟从前之未逮，而发张子之微意者，奚俟熙辈之赞扬。熙也门下琐材，进不能恢其道以裨于世，退未能淑其教以仁于人，仍不揣梼昧，特揭其所闻，以书于其后，亦庶几学者有所向方云。

嘉永四年辛亥六月

筑前稻叶元熙谨识

附

引用书简称全称对照

《素问》:《黄帝内经·素问》

《本草经》《本草》: 南朝梁·陶弘景《本草经集注》

《广要》: 日·丹波元坚《伤寒广要》

《溯洄集》: 元·王履《医经溯洄集》

《后条辨》: 清·程应旄《伤寒论后条辨》

《太素》: 隋·杨上善《黄帝内经太素》

《保命集》: 元·张璧《伤寒保命集》

《金匮》: 东汉·张仲景《金匮要略》

《外台》: 唐·王焘《外台秘要》

《玉函》《玉函经》: 东汉·张仲景《金匮玉函经》

《六书》: 明·陶华《伤寒六书》

《明理论》: 金·成无已《伤寒明理论》

《金鉴》: 清·吴谦《医宗金鉴》

《千金方》《千金》: 唐·孙思邈《千金要方》

《本经》:《神农本草经》

《三因方》: 宋·陈言《三因极一病证方论》

《肘后》《肘后方》: 晋·葛洪《肘后备急方》

《经》:《黄帝内经》

《圣济》: 宋·宋徽宗赵佶敕撰《圣济总录》

《千金翼》《翼》: 唐·孙思邈《千金翼方》

《甲乙经》: 西晋·皇甫谧《针灸甲乙经》

《内台方议》: 明·许宏《金镜内台方议》

《圣惠》：宋·王怀隐、王佑、郑彦、陈昭遇等奉敕编写《太平圣惠方》

《本事方》：宋·许叔微《普济本事方》

《说文》：汉·许慎《说文解字》

《古今录验》：唐·甄立言《古今录验方》

《辑义》：日·丹波元简《伤寒论辑义》

《集注》：清·张志聪《伤寒论集注》

《内台方议》：明·许宏《金镜内台方议》

《选录》：明·汪机《伤寒选录》

《活人书》：宋·朱肱《类证活人书》

《六书》：明·陶华《伤寒六书》

《开宝》：宋·刘翰，马志等《开宝本草》

《总病论》：宋·庞安石《伤寒总病论》